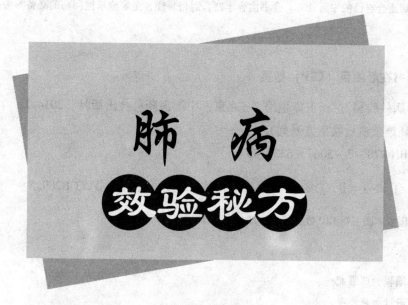

肺 病
效验秘方

总主编　张光荣
主　编　杨玉萍

中国医药科技出版社

内 容 提 要

　　本书精选肺病验方数百首，既有中药内服方，又有针灸、贴敷等外治方；既有古今中医名家经验方，又有民间效验方。每首验方适应证明确，针对性强，疗效确切，患者可对症找到适合自己的中医处方。全书内容丰富，通俗易懂，是家庭求医问药的必备参考书。

图书在版编目（CIP）数据

肺病效验秘方/杨玉萍主编. —北京：中国医药科技出版社，2014.1
（疑难杂症效验秘方系列）
ISBN 978 - 7 - 5067 - 6332 - 5

Ⅰ. ①肺…　Ⅱ. ①杨…　Ⅲ. ①肺疾病 - 验方 - 汇编　Ⅳ. ①R289.5

中国版本图书馆 CIP 数据核字（2013）第 201966 号

美术编辑　陈君杞
版式设计　郭小平

出版　中国医药科技出版社
地址　北京市海淀区文慧园北路甲 22 号
邮编　100082
电话　发行：010 - 62227427　邮购：010 - 62236938
网址　www. cmstp. com
规格　710 × 1020mm ¹⁄₁₆
印张　12¼
字数　184 千字
版次　2014 年 1 月第 1 版
印次　2014 年 6 月第 2 次印刷
印刷　三河市百盛印装有限公司
经销　全国各地新华书店
书号　ISBN 978 - 7 - 5067 - 6332 - 5
定价　25.00 元
本社图书如存在印装质量问题请与本社联系调换

《肺病效验秘方》

编委会

主　编　杨玉萍
副主编　李维旭
编　委　万　强　邹云龙　王丽华
　　　　叶　超　姚晶晶

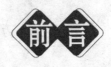

前言

昔贤谓"人之所病，病病多，医之所病，病方少"，即大众所痛苦的是病痛多，医者所痛苦的是药方少。然当今之人所病，病病更多；当今之医所病，不是病方少，而是病效方少。故有"千金易得，一效难求"之憾。

《内经》云："言病不可治者，未得其术也"。"有是病，必有是药（方）"，所以对一些疑难杂症，一旦选对了方、用对了药，往往峰回路转，出现奇迹。

本套"疑难杂症效验秘方系列"包括肺病、肝胆病、肾病、高血压、中风、痛风、关节炎、肿瘤、甲状腺病、妇科疾病、不孕不育、男科疾病、骨关节疾病、脱发、皮肤病等，共计15个分册。每分册精选古今文献中效方验方数百首，既有中药内服方，又有针灸、贴敷等外治方。每首验方适应证明确，针对性强，疗效确切，患者可对症找到适合自己的中医处方，是家庭求医问药的必备参考书。

需要说明的是，原方中有些药物，按现代药理学研究结果是有毒副作用的，如川乌、草乌、天仙子、黄药子、雷公藤、青木香、马兜铃、生半夏、生南星、木通、商陆、牵牛子，等等，这些药物尤其是大剂量、长时间使用易发生中毒反应。故在选定某一验方之后，使用之前，请教一下专业人士是有必要的！

本套丛书参考引用了大量文献资料，在此对原作者表示衷心感谢！最后，愿我们所集之方，能够解除患者的病痛，这将是我们最为欣慰的事。

总主编　张光荣

2013 年 10 月

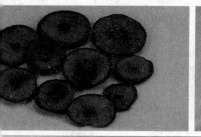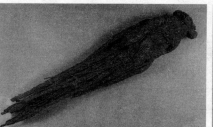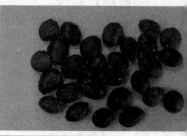

目录

第三章 慢性支气管炎

第四章 肺 炎

第六章 慢性咳嗽

第七章 支气管哮喘

第十一章 结核性胸膜炎

第十二章 肺 癌

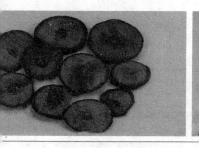 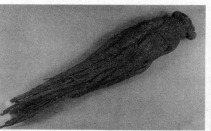 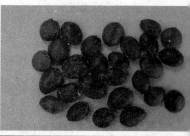

第一章

感　冒

感冒可以分为普通感冒和流行性感冒。

普通感冒为病毒感染引起，俗称"伤风"，又称急性鼻炎或上呼吸道卡他。主要病原体为病毒，少数是细菌。发病不分年龄、性别、职业和地区，免疫功能低下者易感。通常病情轻、病程短、可自愈，预后良好。

流行性感冒，简称流感，是由流行性流感病毒引起的急性呼吸道传染病。起病急，高热、头痛、乏力、眼结膜炎和全身肌肉酸痛等中毒症状明显，而呼吸道卡他症状轻微。主要通过接触及空气飞沫传播。发病有季节性，北方常在冬季，而南方多在冬夏两季，由于变异率高，人群普遍易感。

🪷 防风荆芥汤

防风 12g　荆芥 12g　苍耳 8g　大枣 8g　生姜 10g

【用法】每日 1 剂，水煎 2 次，3 次分服。

【功效】祛风散寒，解表止痛。

【适应证】**感冒（风寒感冒型）**。症见：恶寒发热，无汗头痛，肢体酸痛，鼻塞声重，咳嗽痰稀，鼻流清涕，口不渴，苔薄白，脉浮，或浮紧，或浮缓。

【疗效】疗效标准：痊愈：3 天内感冒症状全部消失；好转：3 天内主要症状或大部分症状消失或改善；无效：3 天内主要症状或大部分症状无消失或改善。

以本方治疗风寒感冒 110 例，痊愈 59 例，好转 46 例，无效 5 例，总有效率 95.45%。

【来源】艾人莹，罗君贤．防风荆芥汤治疗风寒感冒 110 例疗效观察．湖北中医杂志，1991，（5）：20

🪷 葱白辛夷汤

带根葱白 7 根　白胡椒 7 粒　辛夷 10g

【用法】将上述药物放入容器内，加水 500ml，急火煮沸 15～20 分钟后趁热倒入茶杯内，将茶杯周围围上毛巾，用药液的热汽熏口鼻。水凉后再加温使用，每次熏 40～50 分钟，每日治疗 2～3 次。

【功效】解表散寒。

【适应证】**感冒（风寒感冒型）**。

【疗效】应用上法治疗数十例风寒感冒患者，经药物蒸汽吸入后，鼻塞、流清涕等症状均迅速减轻或痊愈。

【来源】冯章巧，吐逊江，阿力木．葱白辛夷汤熏鼻治感冒．中国民间疗法杂志，2003，11（8）：25

🪷 鲜姜汁敷背

鲜姜汁　姜蓉

【用法】①患者俯卧位，露出背部，操作者位于患者右侧，取中号玉勺1把，从上到下，从左到右，用玉勺蘸少许凡士林刮痧至背部皮肤微红。②取鲜姜自然汁20~30ml，涂抹整个背部。③在背部穴位大椎、肺俞、肾俞等处放置鲜姜蓉10~20g。④使用保鲜膜覆盖整个背部，保留15~20分钟。取下保鲜膜及姜蓉。

【功效】疏经通络，解表祛风。

【适应证】**感冒（风寒感冒型）**。轻者鼻塞声重，喷嚏，时流清涕，咽痒，咳嗽，咯痰清稀色白；重者恶寒重，发热轻，无汗，头痛，肢节酸痛，苔薄白而润，脉浮或浮紧。

【来源】彭锦绣，王粤湘，张秀华．壮医鲜姜汁敷背治疗风寒型感冒疗效观察．中国民族医药医杂志，2012，(6)：9

🪷 五根汤

板蓝根10g　山豆根10g　白茅根10g　葛根10g　芦根10g　红花4g　大黄4g

【用法】上药加凉水500ml浸泡30分钟，头煎取汁250ml，二煎取汁250ml，混合后分3~4次于晨起后早、中、晚餐后及睡前口服。

【功效】清热宣肺，解毒利咽，化湿。

【适应证】**感冒（风热感冒型）**。症见：发热恶风，有汗或无汗，口干而渴，咽喉肿痛，舌苔薄白微黄，舌边尖红，脉象浮数。

【临证加减】舌苔厚腻者加藿香、佩兰各6g。

【疗效】疗效标准参阅国家中医药管理局颁布实施的《中医病症诊断疗效标准》判定。以本方治疗风热感冒80例，服药1剂后临床治愈38例，好转40例，无效2例。服药3剂后治愈68例，好转12例。

【来源】叶枫．五根汤治疗风热感冒80例．四川中医，2001，19（4）：47

🪷 解表清热汤

羌活30g　柴胡20g　葛根20g　黄芩30g　生地30g　板蓝根60g　百部20g　桔梗20g　生甘草10g

【用法】水煎服，1剂两煎，一煎加水500ml浸泡15分钟后煎至150ml，二煎加水 500ml 煎至 150ml，两煎药汁混合，每次温服 80~100ml，3~4 次/天，1 剂/天。

【功效】解表退热。

【适应证】**感冒（风热感冒型）**。症见：发热（至少 38℃ 以上），微恶风寒，或有汗、头痛、四肢酸楚、咽痛、口干而渴、咳嗽痰稠、鼻塞涕浊、舌尖边红、苔薄黄、脉浮数。

【注意事项】服药后忌风寒、生冷油腻之物。饮食以稀粥为宜，一则可助药物发散之力，二则能提高退热之效。

【疗效】疗效标准：显效：服药后 24 小时内全身及局部主要症状如发热、恶寒、头痛身痛、咽痛、鼻塞涕浊等呼吸道症状消失或基本消失；有效：高热（39℃ 以上）患者体温在 24 小时内下降 >2℃，不再回升，服药 24~48 小时内全身及局部症状消失或基本消失；无效：凡未达到上述标准者。

以本方治疗风热感冒 100 例，显效 50 例，有效 42 例，无效 8 例，总有效率占 92%。

【来源】陈名贵，朱宣明，周建忠. 解表清热汤治疗风热感冒 100 例初探. 中国实用医药，2008，3（7），71

🪷 羌蒲汤

蒲公英　板蓝根各 30g　连翘 15g　羌活 10g　薄荷 10g　木蝴蝶 10g　蝉蜕 10g　桔梗 10g　甘草 5g

【用法】水煎服，每天 2 次，每日 1 剂。

【功效】疏风清热。

【适应证】**感冒（风热感冒型）**。症见：发热重，恶寒轻，咽痛（或）头痛、身痛、咳嗽、口渴，有汗或无汗，舌尖边红，苔薄黄，脉浮数。

【临证加减】寒热往来明显，加柴胡 15g，黄芩 15g，取小柴胡汤方义；项背痛甚，加葛根 20g，柴胡 10g，取柴葛解肌汤方义；咳喘甚，加射干 10g、炙麻黄 10g，杏仁 10g，取麻杏石甘汤、射干麻黄汤方义；伴头重、脘闷欲吐，为风热挟湿，加藿香 10g，佩兰 10g，法半夏 10g，取藿香正气散方义；体虚气短，蒲公英、板蓝根减半量，加党参 10g。

【疗效】以本方治疗感冒（风热感冒型）患者 300 例。痊愈 271 例，好转 15 例，无效 14 例。总有效率 95.3%。

【来源】赖跃进．羌蒲汤治疗风热感冒 300 例．天津中医药杂志，2005，22（3）：253

银翘蓝根麻杏甘石汤

麻黄 5～10g 杏仁 10～15g 石膏 15～40g 甘草 3～10g 金银花 15～20g 连翘 15～25g 板蓝根 15～30g

【用法】水煎服，每日 3 次，2 日 1 剂。

【功效】解表清热，宣肺解毒。

【适应证】**感冒（风热感冒型）**。症见：发热，微恶风寒，或有汗，头痛，鼻塞涕浊，口干，咽喉红肿疼痛，微渴，咳嗽，痰稠，舌质正常或边尖红，苔薄白或薄黄，脉浮数。

【疗效】以本方治疗感冒（风热感冒型）患者 275 例，服 1 剂痊愈者 143 例，2 剂痊愈者 79 例，3 剂痊愈者 24 例，效差改他方 29 例。

【来源】周挺进．银翘蓝根麻杏甘石汤治疗风热感冒．中医研究杂志，2003，（2）：64

柴石解毒汤

柴胡 10g 石膏 20g 羌活 20g 葛根 10g 甘草 6g

【用法】水煎服，每天 2 次，每日 1 剂。

【功效】解表和里，清热解毒。

【适应证】**感冒（风热感冒型）**。症见：身热较著，恶风，汗泄不畅，咽燥，或咽喉乳蛾红肿疼痛，鼻塞，流黄浊涕，脉浮数。

【疗效】疗效标准：临床控制：临床症状、体征消失或基本消失，证候积分减少≥95%；显效：临床症状、体征明显改善，证候积分减少≥70%；有效：临床症状、体征均有好转，证候积分减少≥30%；无效：临床症状、体征无明显改善，甚或加重。

以本方治疗感冒（风热感冒型）患者 45 例。临床控制 18 例，显效 9 例，有效 13 例，无效 5 例。总有效率 88.9%。

【来源】刘国安．柴石解毒汤治疗风热感冒 45 例．中国中医药现代远程教育，2008，6（10）：1197

🪷 银翘散

金银花 10g　连翘 10g　豆豉 5g　牛蒡子 6g　薄荷 6g　荆芥穗 4g
桔梗 6g　生甘草 5g　竹叶 4g　鲜芦根 6g

【用法】水煎服，每天 2 次，早晚各 1 次，每日 1 剂。

【功效】辛凉透表，清热解毒。

【适应证】**感冒（风热感冒型）**。

【疗效】疗效标准：痊愈：1～3 天内体温正常，鼻塞、流涕、喷嚏、咽痛及咳嗽等症状缓解，或偶有咳嗽，咽腔正常或轻度充血；显效：1～3 天内体温正常，鼻塞、流涕、喷嚏、咽痛及咳嗽等症状明显减轻，咽腔轻度充血；好转：1～3 天内体温正常，鼻塞、流涕、喷嚏、咽痛及咳嗽等症状减轻，咽腔轻度充血；无效：疗程内症状及体征无好转或恶化，或 3 天内病情无明显好转而改用他药治疗者。

以本方治疗感冒（风热感冒型）患者 30 例。痊愈 26 例，显效 2 例，好转 1 例，无效 0 例。

【来源】王小素. 银翘散治疗风热感冒 30 例. 医药论坛杂志，2011，32（18）：172

🪷 银黄山桔汤

金银花 10～30g　黄芩 10～15g　山豆根 10～15g　桔梗 10～15g
荆芥 6～10g　生甘草 3～6g

【用法】水煎服，每天 2 次，每日 1 剂。病重者日服 2 剂，分 4 次服。

【功效】清热解表，解毒利咽。

【适应证】**感冒（风热感冒型）**。

【临证加减】若发热较高者加板蓝根 10～45g、生石膏 18～90g、芦根 10～45g；鼻塞流涕明显者加辛夷 6～10g、苍耳子 6～10g；兼夹湿邪者加藿香 10～12g、薏苡仁 20～60g；咳嗽甚者加前胡 10g、杏仁 10g；午后或晚间发热者加青蒿 10～30g。

【疗效】疗效标准：痊愈：体温正常，症状及阳性体征消失，最多服药 6 剂，最少服药 2 剂。无效：服药 4 剂后，症状体征无改善。

以本方治疗感冒（风热感冒型）患者 268 例，痊愈 261 例，无效 7 例，总有效率 97.4%。

【来源】潘志宁．自拟银黄山桔汤治疗风热感冒 268 例．广西中医杂志，1989，12 (5)：21

清暑化湿解表汤

香薷 12g　藿香 20g　佩兰 15g　厚朴 10g　金银花 20g　连翘 12g 黄芩 12g　滑石 20g

【用法】水煎服，每天 2 次，每日 1 剂。

【功效】清暑化湿，解表和中。

【适应证】**感冒（暑湿感冒型）**。症见：发热、汗出热不解、鼻塞流浊涕、头晕胀痛、身体倦怠酸痛、心烦口渴、胸闷、尿短赤、厌食、大便泻泄、舌苔黄腻、脉濡数。

【临证加减】若发热甚者加生石膏 30g、大青叶 15g；咽痛甚者加马勃 12g、板蓝根 15g、玄参 15g；口渴甚者加鲜芦根 15g、天花粉 15g；恶心呕吐加半夏 15g；腹痛腹泻加黄连 10g、秦皮 10g。

【疗效】疗效标准以国家中医药管理局 1994 年颁发的《中医病证诊断疗效标准》为依据，治愈：临床症状消失；有效：发热消退，临床症状减轻；未愈：临床症状无改善或加重。

以本方治疗感冒（暑湿感冒型）患者 410 例。治愈 393 例，有效 9 例，未愈 8 例。总有效率 98.3%。

【来源】王云川，刘学平．清暑化湿解表法治疗夏季暑湿感冒 410 例疗效观察．光明中医杂志，2009，24（6）：1054

香苏散加味

党参 10g　茯苓 12g　紫苏叶 5g　陈皮 4g　香附 4g　防风 3g　秦艽 3g　蔓荆子 3g　炙甘草 3g　川芎 2g　生姜 3 片

【用法】水煎服，每天 2 次，每日 1 剂。病重者日服 2 剂，分 4 次服。

【功效】益气固表，扶正祛邪。

【适应证】**感冒（虚人感冒型）**。

【临证加减】头痛甚者加羌活 3g；咳喘加桔梗 5g、杏仁 3g；咽喉肿痛加桔梗 5g、牛蒡子 5g。

【疗效】疗效标准：治愈：症状及局部体征消失，全身情况恢复正常，体温正常并稳定2天以上。好转：症状及局部体征部分消失，全身部分情况恢复正常，体温正常并稳定1天以上。无效：治疗前后无变化。

以本方治疗感冒（虚人感冒型）60例，治愈43例，好转14例，无效3例，总有效率95.0%

【来源】张春.香苏散加味治疗体虚感冒60例.陕西中医杂志，2009，30（4）：405

❀ 柴胡桂枝汤合玉屏风散

柴胡12g　黄芩10g　人参10g　半夏10g　桂枝10g　黄芪20g
白术12g　防风15g　炙甘草8g　生姜3片　大枣3枚

【用法】水煎服，每天2次，每日1剂，7天为一疗程。

【功效】扶正解表，调和营卫。

【适应证】反复感冒（虚人感冒型）。症见：鼻塞、流涕、喷嚏、咳嗽、头痛、恶寒发热或寒热往来、汗出恶风、全身不适或疼痛、口苦、咽干、目眩、胸胁苦满、心烦喜呕、不欲饮食。

【疗效】疗效标准：显效：治疗3天以内，体温正常，主要症状消失，2周以内无复发；有效：治疗3天以内，体温下降，主要症状消失，2周内部分次要症状仍未消失；无效：治疗3天，体温未降，全身症状无明显改善。

以本方治疗感冒（虚人感冒型）90例，结果显效62例，有效25例，无效3例，总有效率为96.7%。

【来源】李亚红，吴定怀.柴胡桂枝汤合玉屏风散治疗反复感冒90例.陕西中医杂志，2005，26（3）：206

❀ 玉瓶灵楂汤

黄芪15g　防风10g　白术9g　灵芝15g　山楂5g　桑白皮12g
桔梗12g　杏仁10g　甘草3g

【用法】水煎服，每天2次，每日1剂，7天为一疗程。

【功效】祛邪固卫，补肺健脾

【适应证】感冒（虚人感冒型）。尤适于肺气虚损，卫外不固，脾不健运，反复感冒者。症见：倦怠乏力，气短懒言，身痛无汗，或恶寒甚，咳嗽无力，纳差，或食后脘胀，舌苔淡白，脉浮弱。

【临证加减】伴低热去杏仁加柴胡 12g、黄芩 12g、栀子 12g、板蓝根 15g；伴流涕加苍耳子 15g、辛夷 10g、白芷 12g；伴出虚汗黄芪用量加至 30g、苍术 9g、龙骨 15g、牡蛎 15g。咽喉痒干，加百合 15g、炙五味子 12g、炒牛蒡子 12g；咳嗽时间较长者加川贝母 10g、炙枇杷叶 15g；有肾不纳气者根据患者情况加用补肾药。

【疗效】以本方治疗感冒（虚人感冒型）36 例，结果显效 20 例，有效 13 例，无效 3 例，总有效率为 91.7%。

【来源】路雪梅. 玉瓶灵楂汤加减治疗反复性感冒 36 例. 内蒙古中医药杂志，2012，(15)：38

🪷 玉屏补肺膏

生黄芪 500g　党参 200g　白术 200g　防风 150g　山药 300g　黄精 300g　百合 200g　灵芝 150g　熟地黄 100g　仙灵脾 150g　肉苁蓉 150g　五味子 100g　丹参 300g　当归 100g　茯苓 150g　猪苓 150g　木香 100g　橘皮 100g　薏苡仁 300g　桑白皮 100g　紫菀 100g　桔梗 30g　红枣 150g　炙甘草 60g　驴皮阿胶 250g（收膏用）　冰糖 800g（收膏用）

【用法】上药按中医传统"膏滋药"制剂法熬成内服膏剂，在冬至到立春间服用 30 ~ 40 天，早晚空腹各服 15 ~ 20ml，用米粥或开水冲服。

【功效】益气健脾，补肺益肾，扶正祛邪。

【适应证】感冒（虚人感冒型）。全方以补气为主，养阴相对不足，对阴血虚型疗效则显欠优，故尤宜于气虚体质的感冒病人。

【疗效】疗效标准：显效：治疗期后 1 年内发病次数较治疗前减少 2/3 以上，发病时症状明显减轻；有效：治疗期后 1 年内发病次数较治疗前减少 1/2，发病时症状减轻；无效：治疗期后发病次数减少不足 1/2，发病时病状无明显改善。

治疗结果以本方治疗感冒（虚人感冒型）300 例，显效 224 例，有效 61 例，无效 15 例，总有效率 95%。

【来源】汤剑峰. 玉屏补肺膏防治体虚感冒 300 例. 中医杂志，1999，(3)：33

🌸 参苏饮合小柴胡汤

党参15g 苏叶6g 防风6g 葛根10g 清半夏10g 陈皮10g 桔梗10g 前胡10g 柴胡10g 黄芩10g 木香6g 炒白术10g 甘草6g

【用法】日1剂，水煎早晚温服。5剂为一疗程，连服2~4个疗程。并注意饮食起居，忌辛辣生冷油腻食物。

【功效】益气解表，和解枢机。

【适应证】**感冒（虚人感冒型）**。症见：恶寒发热，恶寒相对较重，发热，热势不高或不发热，鼻塞流涕，或时作喷嚏，头痛无汗或少汗，肢体倦怠乏力，时咽干，舌淡苔薄白，脉浮。

【临证加减】气虚甚即动则气短，汗出者加黄芪24g；热较甚即发热较重，咽干不利者加连翘12g，桑叶6g，菊花10g；中虚气滞即脘胀、纳呆、便溏者用炒枳壳6g，加炒山楂15g，神曲15g，炒麦芽15g。

【疗效】疗效标准：痊愈：服药4个疗程后临床症状消失，血常规正常，1年以上未感冒；无效：症状反复出现，较治疗前无变化。

以本方治疗感冒（虚人感冒型）65例，痊愈60例，无效5例，治愈率为92.3%。

【来源】崔杰. 参苏饮合小柴胡汤加减治疗体虚感冒临床观察. 河南中医杂志，2012，32（1）：47

🌸 青蒿鳖甲汤

青蒿10~25g 鳖甲15~30g 桑叶20~22g 天花粉10~12g 知母20~12g 丹皮10~12g

【用法】水煎服，每天2次，每日1剂。

【功效】滋阴解表。

【适应证】**感冒（虚人感冒型－阴虚感冒）**。症见：发热头痛、微恶风寒、烦渴头晕、手足心热、干咳少痰、舌红苔少脉细数等。且具极易外感、难以速已的特点。

【临证加减】气虚明显者加太子参10~20g；咳甚加川贝母10~12g，薄荷6~20g，阴虚甚加白薇10~25g，麦冬10~20g，痰中带血加藕节20g，生地炭15~30g。

【疗效】疗效标准：服药 1~6 剂感冒诸症消失者为治愈，服药 6 剂感冒有所减轻但未根除者为有效，服药 6 剂以上感冒诸症毫无改善或加重者为无效。

以本方治疗感冒（虚人感冒型－阴虚感冒）75 例，治愈 55 例，有效 15 例，无效 5 例，总有效率为 93.3%。

【来源】梁文学．青蒿鳖甲汤治疗阴虚感冒 75 例小结．国医论坛杂志，1991，(2)：25

🪷 兰地汤

板蓝根 50g 生地 50g 麦冬 20g 知母 20g 桑叶 20g 桔梗 15g
蝉蜕 15g

【用法】水煎服，每天 2 次，每日 1 剂，一般连服 3 天。

【功效】养阴清热，宣肺解毒。

【适应证】感冒（虚人感冒型－阴虚感冒）。症见：头沉眩晕，周身疲倦无力，自觉有热，微有咽干，轻咳，咽部充血，舌苔淡黄，脉虚数，少数病人有恶心，头痛。体温均未升高。

【疗效】疗效标准：服药 3 天后，自觉无热，周身轻快，其他临床症状逐渐消失为治愈。

治疗结果：以本方治疗感冒（虚人感冒型－阴虚感冒）50 例，全部治愈。

临床症状消退情况：自觉内热消退时间，1 天内消退者 25 例，2 天内消退者 18 例，3 天内消退者 5 例，4 天内消退者 2 例。

【来源】程光正．兰地汤治疗阴虚感冒五十例．中医药学报，1980，(6)：38

🪷 柴葛解肌汤合麻杏石甘汤

柴胡 15g 黄芩 15g 贯众 15g 桔梗 15g 牛蒡子 15g 葛根 12g
羌活 12g 白芷 12g 防风 12g 荆芥 12g 杏仁 12g 麻黄 6g 甘草 6g
石膏 20g

【用法】水煎 20 分钟，2 次，共取药汁 400ml，早晚各温服 200ml。

【功效】清热解毒，宣肺止咳。

【适应证】感冒（时行感冒型）。

【疗效】疗效标准：感冒症状全部消失为痊愈；主要症状消失，仅有干咳、乏力者为有效；症状未减轻且合并肺炎者为无效。

以本方治疗感冒（时行感冒型）患者102例，痊愈92例，有效9例，无效1例，总有效率为99%。

【来源】冯颖娥，何晓凤．柴葛解肌汤合麻杏石甘汤治疗时行感冒102例．陕西中医杂志，2003，24（3）：234

🌸 蓝银汤

板蓝根30g　金银花12g　连翘15g　野菊花15g　火炭母15g　葛根15g　牛蒡子12g　桔梗12g　薄荷9g　防风9g　甘草9g

【用法】水煎服，每天2次，每日1剂。

【功效】透表清热，宣肺利咽。

【适应证】**流行性感冒**。一般呈流行性发病，传染性强。

【临证加减】风热犯表型：高热者加石膏50g；咳嗽甚者加杏仁12g，前胡12g；咽喉肿痛者加玄参15g，夏枯草15g，玉蝴蝶10g；风寒束表型：外寒里热者加荆芥10g；鼻塞流涕者加苍耳子10g，辛夷花10g；暑湿稽留型：加滑石30g；纳差者加白蔻仁10g，厚朴10g，薏苡仁30g。

【疗效】疗效标准：治愈：自觉症状消失，无发热及反复；有效：发热退，自觉症状减轻；无效：发热不退，症不减。

以本方治疗流行性感冒患者162例，治愈104例，有效54例，无效4例。风热犯表型85例中，治愈64例，有效21例；风寒束表型56例中，治愈30例有效26例；暑热稽留型21例中，治愈10例，有效7例，无效4例，总有效率97.53%。

【来源】区翠萍，韩玲华．蓝银汤治疗流行性感冒162例．湖北中医杂志，2000，（7）：29

🌸 蒿芩板蓝根汤

青蒿8g　黄芩10g　金银花10g　天葵子10g　大青叶15g　板蓝根15g　竹茹10g　土茯苓15g　芦根10g　甘草5g

【用法】水煎服，每天2次，每日1剂。

【功效】清热解毒。

【适应证】**流行性感冒**。

【临证加减】体温40℃以上加服紫雪丹；头痛剧烈加藁本5g；项强者加葛根15g；鼻塞声重者加苍耳子10g，丝瓜络12g；咽痛者加玄参15g，夏枯草10g；咳嗽者加杏仁10g，桔梗10g；腹痛者加神曲10g，枳壳10g；鼻衄加栀子10g，白茅根15g；大便秘结者加大黄15g；渴饮者加石膏25g；周身骨痛甚者加桑枝15g，秦艽10g。

【疗效】疗效标准：显效：服药24小时内热退，头痛、身痛、项强等症消失或基本消失；有效：高热（体温39℃以上）者服药后24小时内体温下降（37.5℃~38℃），不再回升，全身症状明显减轻或基本消失；无效：服药后24小时内病情无变化，甚或加重。

以本方治疗感冒（时行感冒型）131例，显效71例，有效52例，无效8例，总有效率达93.89%。

【来源】杨明亮．蒿芩板蓝根汤治疗流行性感冒131例．中国中医急症杂志，2004，22（6）：388

🪷 流感解毒汤

大青叶15g　贯众15g　板蓝根15g　鱼腥草15g　兰香草15g

【用法】水煎服，每天2次，每日1剂。连服3天。

【功效】清热解毒透表，宣肺利咽止咳。

【适应证】**感冒（时行感冒型）**。症见：发热、恶寒、头身疼痛、鼻塞、流涕、咽红、咳嗽。

【疗效】疗效标准：痊愈：治疗48小时内体温正常，症状体征消失，且无反复。显效：治疗48小时体温正常，其余症状的积分值降低2/3以上。有效：治疗72小时内体温正常，但仍有反复，其余症状的积分值降低1/3~2/3。无效：治疗72小时病情无好转或恶化。

以本方治疗感冒（时行感冒型）50例，痊愈20例，显效19例，有效9例，无效2例，总有效率达96%。

【来源】朱雪虹，熊雯雯．流感解毒汤治时行感冒50例．江西中医药杂志，2009，40（7）：19

升降散加减

僵蚕 10g　蝉蜕 6g　川芎 10g　姜黄 10g　板蓝根 12g　贯众 10g

【用法】上药水煎服，每隔 4 小时服 1 次。根据临床病情变化随症加减。儿童用量酌减。

【功效】升清降浊，清透郁热，凉血解毒。

【适应证】**感冒**（时行感冒型）。

【临证加减】高热不退、烦渴引饮加生石膏 30g，知母 10g，芦根 15g；身有低热、肢节酸楚加青蒿 12g，薄荷 6g，丝瓜络 10g；咽喉肿痛明显加桔梗 10g，甘草 6g，锦灯笼 6g；咳吐白黏痰加杏仁 10g，半夏 10g；咳吐黄黏痰加桑白皮 12g，地骨皮 12g，瓜蒌 15g；头痛明显加桑叶 10g，菊花 10g。

【疗效】疗效标准：治愈：症状及体症消失。好转：症状及体症有所改善。未愈：病情未见好转。

以本方治疗感冒（时行感冒型）患者 56 例。治愈 49 例，好转 6 例，未愈 1 例。总有效率 98.21%。

【来源】杜淑云，刘世兴. 升降散加减治疗时行感冒 56 例. 北京中医杂志，1999，(3)：33

民间验方

荆芥 15g　葛根 15g　石菖蒲 20g　陈皮 20g　大枣 10g　生姜 5 片红糖 30g

【用法】除红糖外的药物加水煎煮，沸腾后小火煎煮 6 分钟，加入红糖，再煎煮 1 分钟，等汤汁温热时顿服，覆被而睡，微微发汗。每日 1 剂，煎 2 次，服 2 次，可连服 3 天。服药期间宜避风寒。

【功效】解表散邪，调和营卫。

【适应证】**感冒**。

【疗效】疗效标准：治愈：治疗 3 日内体温恢复正常，感冒症状全部消失；显效：治疗 3 日内体温恢复正常，大部分症状消失例；有效：治疗 3 日内体温较以前降低，感冒的主要症状部分消失；无效：治疗 3 日内体温未降或升高，感冒的主要症状无改善。

以本方治疗感冒患者 100 例。治愈 36 例，显效 45 例，有效 7 例，无效

12 例，总有效率 88%。

【来源】张雪. 民间验方治疗风寒暑湿感冒 100 例. 中国民间疗法杂志，2012，20（11）：31

皮寒药加陈皮

皮寒药 40g（鲜品则用 80g）　陈皮 20g

【用法】以上 2 味，用开水 500ml 浸泡 20 分钟，武火煎至 250ml，分 2 次服。药渣再添冷水 400ml，煎至 200ml，也分 2 次服，1 日服 4 次，连服 2 天。年老体弱者及小儿用量酌减。

【功效】宣肺解表。

【适应证】**感冒**。症见：喷嚏，鼻塞，流涕，有时咳嗽，咽痛，声嘶，流泪；全身不适，头痛头晕，四肢腰背酸痛。

【临证加减】如恶寒重，舌苔白，舌质不红，偏寒重者，加生姜 15g。

【疗效】疗效标准：痊愈：治疗 3 天以内，体温恢复正常，感冒症状全部消失；显效：治疗 3 天以内，体温正常，感冒大部分症状消失；有效：体温较前有所降低，感冒主要症状部分消失；无效：治疗 3 天内，体温未降或升高，感冒主要症状无改善。

以本方治疗感冒患者 72 例，获痊愈者 46 例，获显效者 21 例，有效者 5 例。总有效率 100%。

【备注】本资料所用"皮寒药"，是凉山州安宁河流域几个县民间常用于治疗感冒的一种草药。此药又名"米口袋"，但值得一提的是，此米口袋与《中药大辞典》及中医院校中药学教材所载的米口袋不是同一种植物，其外形颇相似。近年来笔者吸收本人所在地区四川省凉山彝族自治州民间经验，运用本地所称"皮寒药"治疗感冒，取得了较好效果。

【来源】何德昭. 凉山州民间草药"皮寒药"加陈皮治疗感冒 72 例. 成都中医药大学学报，2004，27（3）：11

扬刺大椎穴拔罐放血

取穴：大椎　百会　风池　列缺　合谷

【功效】疏经通络，解表祛风。

【适应证】**感冒（普通感冒）**。症见：鼻塞、流涕、喷嚏、声重，或头痛、畏寒，或发热、咳嗽、喉痒、咽痛，重则恶寒裹热、头痛、周身酸痛、乏力等。

【操作】令患者取低头俯卧位，直刺大椎，然后在其上下左右约 2～3cm 处呈约 45°角向中心各刺 1 针，提插捻转强刺激；再沿督脉方向从后到前平刺百会，为加强针感在其前后沿督脉各齐刺 1 针，3 针同一方向，平刺进针 15～25mm；最后常规针刺风池、列缺、合谷，同时 TDP 照射大椎，以皮肤微红为宜。留针 30 分钟，中间行针 2 次。大椎扬刺的 5 针出针时摇大针孔徐出，尽可能让针孔出血，随即拔火罐 5～10 分钟。每天治疗 1 次，连续治疗 2 次。

【疗效】疗效标准：治愈：症状完全消失；显效：症状明显改善。

以本方治疗感冒（普通感冒）60 例，治愈 85 例，其中 1 次治愈 59 例，2 次治愈 26 例；显效 17 例，总有效率 100%。

【来源】段进成，陆彦春，杨国伟. 扬刺大椎穴拔罐放血为主治疗感冒 102 例. 中国针灸杂志，2008，28（6）：428

背部膀胱经走罐

膀胱经

【功效】疏风祛邪。

【适应证】感冒。

【操作】充分暴露背部，局部涂上红花油，将罐吸于背上，沿着膀胱经背部第一和第二侧线的循行上下推动火罐，火罐吸附的强度和走罐的速度以病人耐受为度。左右交替进行刺激，致使其走行分布部位的皮肤潮红、充血为度。然后，沿着膀胱经分布从上往下拔罐，约拔 8～10 个罐，留罐 10 分钟，起罐后用卷纸清洁患者背部。

【疗效】疗效标准：痊愈：所有症状、体征消失，病人生活、工作如常；显效：大部分症状、体征消失，病人偶有不适，但能够坚持工作；好转：部分症状、体征消失，病人仍然不适；无效：症状、体征没有改变。

以本法治疗感冒 150 例 72 小时后的统计数学表明，痊愈 129 例，显效 18 例，好转 3 例，无效 0 例。总有效率为 100%。

【来源】黄泳，余谦. 背部膀胱经走罐治疗感冒 150 例. 陕西中医杂志，2002，23（5）：441

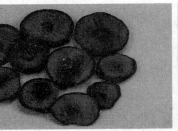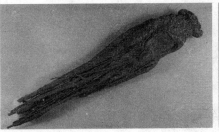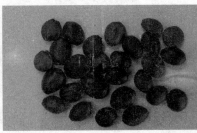

第二章

急性支气管炎

　　急性支气管炎是婴幼儿时期的常见病，往往继发于上呼吸道感染之后，也常为肺炎的早期表现。病原体为各种病毒或细菌，病毒感染是急性支气管炎的主要病因，占95％。引起急性支气管炎的病毒与引起上呼吸道感染的病毒一致，常在病毒感染基础上继发细菌感染，一般要使用抗生素治疗。每年有5％的成年人患急性支气管炎，其中90％的患者到医院就诊。急性支气管炎在成年人到家庭医疗机构就诊的原因中占第5位，急性支气管炎使患者不能正常工作的平均时间为2~3天。如能及时治疗，多能控制病情，预后良好。但如果不予注意，治疗不及时，可发展为支气管肺炎。

　　本病的诊断要点是：①干咳或有少量黏液痰，发热体温可高可低，多为低热，可持续数天或2~3周。②婴幼儿可有呕吐、腹泻，年长儿可诉头痛、乏力、食欲不振。③咽部多有充血，呼吸音稍快，可闻及干湿啰音及大、中湿啰音，啰音部位和时间不恒定，常在体位改变或咳嗽后减少或消失。④胸部X线检查正常或见肺纹理增多。⑤白细胞计数正常或稍高。

　　急性支气管炎以咳嗽为主症，属于中医学"咳嗽"范畴，依据其起病急、病程短的特点，故又归属于"外感咳嗽"范围。

急支汤

麻黄 4g　杏仁　桔梗　橘红　白前各 10g　百部 15g　玄参 20g
花椒　五味子各 2g

【用法】水煎服，每天 2 次，每日 1 剂。连服 3～7 日。服药期间嘱患者清淡饮食，忌油腻辛辣之品。

【功效】宣肺散寒，止咳化痰。

【适应证】**急性支气管炎（风寒犯肺型）**。症见：鼻塞，流涕，恶寒，头身痛，干咳，或咳少量黏痰。

【临证加减】鼻塞者，加辛夷 10g；头痛者，加羌活 8g；痰多、便干者，加瓜蒌仁 8g；痰多而便溏者，加苍术、茯苓各 10g；咽痛者，加连翘 15g。

【疗效】临床以本方治疗急性支气管炎 90 例患者中，临床痊愈 70 例（咳嗽、咯痰等症状消失），有效 13 例（咳嗽等症状减轻，咯痰减少），无效 7 例（临床症状未减轻，甚或加重），总有效率 92.2%。

【来源】雍善晴. 急支汤治疗急性支气管炎. 山东中医杂志，2008，27（4）：275

加味杏苏汤

杏仁 6g　紫苏叶 6g　前胡 6g　桔梗 6g　制半夏 6g　陈皮 6g　茯苓 6g　蒲公英 15g　鱼腥草 15g

【用法】水煎服，每天 2 次，每日 1 剂。治疗 14 天。

【功效】宣通肺气，疏散外邪。

【适应证】**急性支气管炎（外感凉燥型）**。症见：咽痒咳嗽，咯痰稀薄色白，鼻塞流清涕，恶寒无汗，发热不明显，舌苔薄白，脉浮。

【临证加减】风寒化热或风热袭肺而见咽痛、发热、咯痰黄稠等可加黄芩 15g，瓜蒌壳 15g；若肺气虚弱，卫外不固，经常遭受外邪侵袭，以致咳嗽反复发作者可加党参 15g，白术 10g，黄芪 20g；若因年老体衰，自汗短气，纳差便溏者为肺脾两虚，加人参 9g，山药 15g，黄芪 15g。

【疗效】以本方治疗急性支气管炎 183 例，经治后，治愈 157 例，显效 22 例，无效 4 例，总有效率 97.81%。

痊愈：症状和体征全部消失，胸透检查正常。显效：症状有所减轻，体征和胸透有改善，或遇天气变化，病情反复发作时用本品仍有效者。无效：治疗前后症状、体征及胸透检查无改变，而改用其他治法者。

【来源】陈庆通. 加味杏苏汤治疗急性支气管炎 183 例. 中国中医急症，2006，15（1）：95

芩连三拗汤

黄芩 15g　黄连 10g　炒杏仁 10g　浙贝母 10g　桔梗 10g　甘草 10g　炙麻黄 5g

【用法】水煎服，每天 2 次，每日 1 剂。14 岁以下儿童剂量酌减。7 天为一疗程。

【功效】清热宣肺，止咳化痰。

【适应证】**急性支气管炎**（痰热郁肺型）。症见：咳嗽，咳痰，鼻塞，咽痛为主，或兼有气喘，或发热，或痰黏稠难咯，舌边尖红，苔薄黄或黄腻，脉浮。

【临证加减】高热者加生石膏、知母、鱼腥草；咳痰色黄口干者加栀子、芦根；痰中带有血丝者，加白茅根、藕节；痰黏稠者加鲜竹沥、天竺黄、紫菀；气喘者加苏子、地龙。

【疗效】以本方治疗急性支气管炎 90 例，治愈 64 例，显效 21 例，无效 5 例，总有效率 94.44%。

治愈：咳嗽、咳痰、鼻塞、咽痛等症状消失，白细胞及中性粒细胞计数和 X 线胸片检查均正常。显效：咳嗽、咳痰、鼻塞、咽痛等症状和 X 线检查明显好转。无效：临床症状及 X 线检查无明显变化。

【来源】杜晓安，常继亭，陈菲. 芩连三拗汤治疗急性支气管炎 90 例. 陕西中医，2010，31（8）：944

清肺汤

鱼腥草 24g　野荞麦根 12g　山海螺 12g　桔梗 6g　杏仁 6g　桃仁 6g　前胡 10g　浙贝母 10g　百部 10g　鲜芦根 20g　生甘草 6g

【用法】水煎服，每天 2 次，每日 1 剂。连服 7 天。

【功效】清肺，化痰，止咳。

【适应证】**急性支气管炎（风热犯肺型）**。

【疗效】临床以本方治疗急性支气管炎，对照组用蛇胆川贝胶囊，每次 2 粒，每天 3 次，连服 7 天。总疗效比较：治疗组 62 例，治愈 16 例，显效 20 例，有效 23 例，无效 3 例，总有效率 95.16%；对照组 42 例，治愈 3 例，显效 12 例，有效 19 例，无效 8 例，总有效率 80.95%。两组比较，治疗组临床总疗效明显优于对照组。

疗效标准：凡治疗满 1 周，咳嗽咯痰等症状均消失，1 周内无复发者为治愈；咳嗽次数、咯痰量减少及证的积分下降达 2/3 以上者属显效；咳嗽次数、咯痰量减少及证的积分下降达 2/3 ~ 1/3 者为有效；咳嗽次数、咯痰量减少及证的积分下降均不达 1/3 者为无效。

【来源】范小芬，李夏玉. 清肺汤治疗支气管炎 62 例疗效观察. 浙江中医学院学报，1996，20（1）：10 - 11

❀ 清肺饮

金银花 30g　连翘 30g　薄荷 10g（后下）　荆芥穗 10g（后下）前胡 10g　白前 10g　贝母 10g　杏仁 10g　桔梗 10g　黄芩 15g　甘草 10g　芦根 30g　白茅根 30g

【用法】水煎服，每天 2 次，每日 1 剂。7 天为一疗程。

【功效】疏风清热，宣肺化痰止咳。

【适应证】**急性支气管炎（风热犯肺型）**。

【临证加减】发热者加羚羊角粉 0.6g 冲服；咽痛者加牛蒡子 10g，射干 10g；热伤肺津咽燥口干者加玄参 10g；痰多咳吐不爽者加瓜蒌 20g，桑白皮 20g。

【疗效】临床以清肺饮加减治疗急性支气管炎 60 例，痊愈 38 例，显效 20 例，无效 2 例，总有效率 96.7%。

痊愈：咳嗽、咳痰及伴有症状消失；显效：咳嗽明显减轻，痰量减少，伴有症状明显好转；无效：症状无明显改善。

【来源】刘红跃. 清肺饮加减治疗急性支气管炎 60 例. 吉林中医药，2004，24（6）：14

🪷 宣白承气汤

生石膏30g　生大黄9g　薏苡仁12g　瓜蒌20g　桔梗12g　霜桑叶12g

【用法】水煎服，每天2次，每日1剂。7剂为一疗程。

【功效】清肺化痰，通腑泻热。

【适应证】**急性支气管炎（痰热腑实型）**。症见：咳嗽，咳吐黄痰，不易咳出，可伴发热，咽痛口干，大便干结难下，舌红苔黄，脉浮数或滑数。

【临证加减】伴发热者加金银花30g，连翘15g，生石膏增至90g；咽痛者加玄参15g，牛蒡子12g；便秘者生大黄增至15g，瓜蒌加至30g；咳嗽甚者加紫菀12g，款冬花12g；咯痰不爽者加胆南星12g，浙贝母12g；儿童及老年体弱者用量酌减。

【疗效】以本方治疗急性支气管炎45例，治愈：1周内症状消失，血常规及X线恢复正常，25例；显效：1～2周内症状明显减轻，18例；无效：症状无明显改变，另用他法治疗或疗程延长至2周以上，2例。

【来源】郎立和，李立胜. 宣白承气汤加味治疗急性气管炎、支气管炎45例. 河南中医，2005，25（9）：65

🪷 桑丹定喘汤

桑白皮10g　地骨皮10g　牡丹皮10g　白果10g　杏仁10g　苏子10g　款冬花10g　橘红10g　前胡10g　半夏10g　黄芩10g

【用法】水煎服，每天2次，每日1剂。连服15天。

【功效】疏风清热，止咳化痰。

【适应证】**急性支气管炎（风寒外束、痰热内蕴型）**。症见：咽痒，咳嗽，胸闷，气喘，痰稠色黄伴口苦干，喜饮，纳差，多汗，不恶寒，大便时溏，舌质红，苔黄腻，脉滑数。

【临证加减】有表证者加荆芥、薄荷各10g；咳嗽甚者加知母、川贝母、炙百部、紫菀各10g，痰黄腥臭者加鱼腥草30g，桃仁10g，胸闷气短者加龙骨、牡蛎各30g，葶苈子20g。

【疗效】以本方治疗急性支气管炎1108例，治愈838例，显效241例，无效29例，总有效率97%。

治愈：咳嗽、气喘及伴随症状与肺部啰音消失，血常规、X 线检查正常；显效：咳嗽气喘及伴随症状明显改善，肺部啰音减少，血常规、X 线检查正常或好转；无效：咳嗽等症状及血常规、X 线检查改善不明显。

【来源】王永睿，王永胜，吴志俭. 桑丹定喘汤治疗急慢性支气管炎 1108 例. 陕西中医，2006，27（12）：1466-1467

🪷 宣肺止咳汤

杏仁 12g　前胡 10g　陈皮 10g　百部 10g　荆芥 10g　紫菀 10g　桔梗 10g　蝉蜕 6g　甘草 6g

【用法】水煎服，每天 2 次，每日 1 剂。7 天为一疗程。

【功效】宣肺散邪，化痰止咳。

【适应证】急性支气管炎（外感风邪型）。

【临证加减】恶寒流涕加苏叶、防风；咽痛口干加桑叶、菊花；初起干咳或痰少黏稠加天花粉、沙参、贝母；痰黄便干加桑皮、黄芩、知母、瓜蒌仁；痰多加茯苓、半夏、苏子、南星；气喘加厚朴、枳壳、地龙、僵蚕；久咳痰少或干咳无痰加罂粟壳。

【疗效】以本方治疗急性支气管炎 82 例，痊愈 63 例，有效 16 例，无效 3 例，总有效率 96%。

服药后症状、体征全部消失或基本消失的为痊愈；服药后症状、体征明显减轻达五成以上为有效；服药后症状、体征无改善或改善不明显的为无效。

【来源】张惠云. 宣肺止咳汤治疗急性支气管炎 82 例. 陕西中医，1997，18（12）：536

🪷 止咳消炎汤

炙枇杷叶 15g　杏仁 12g　鱼腥草 30g　桔梗 10g　桑白皮 10g　槟榔 10g　瓜蒌壳 10g　陈皮 6g　地龙 12g　蝉蜕 6g　炙甘草 6g

【用法】水煎服，每天 3 次，每日 1 剂。治疗期间禁止服用抗生素，1 周为一疗程。

【功效】祛邪解表，宣肺止咳，化痰平喘。

【适应证】急性支气管炎（外感咳嗽型）。

【临证加减】发热甚者加石膏 30g，葛根 12g；身体酸痛者加防风 12g，羌活 10g；全头痛者加柴胡 12g，白芷 12g；咽干咽痛者加葛根 12g，射干 10g；鼻塞者加白芷 10g，苍耳子 10g；胸闷痰多者加制半夏 10g，茯苓 15g；咯痰黏稠色黄者加天竺黄 12g，胆南星 6g。

【疗效】以本方治疗急性支气管炎 121 例，痊愈 89 例，好转 32 例，总有效率 100%。

痊愈：咳嗽咯痰及其他症状全部消除，双肺听诊、胸片及血常规检查均正常。好转：临床症状基本消除，双肺听诊、胸片及血常规检查明显好转。无效：临床症状、双肺听诊、胸片及血常规检查无好转或加重。

【来源】韦麟. 止咳消炎汤加减治疗急性气管－支气管炎 121 例. 实用中医药杂志，2009，25（3）：156－157

🪷 止嗽散加减

桔梗 12g　荆芥 6g　紫菀 10g　炙百部 12g　白前 10g　甘草 6g
陈皮 8g

【用法】水煎服，每天 2 次，每日 1 剂。7 天为一疗程。

【功效】发表祛风，化痰止咳。

【适应证】**急性支气管炎（外感咳嗽型）。**

【临证加减】风寒咳嗽：咳嗽声重，气急，咽痒，咳痰稀薄色白，舌苔薄白，脉浮或浮紧，加麻黄、杏仁、生姜、防风。风热咳嗽：咳嗽，痰黄黏稠不易咯出，口渴咽痛，鼻流浊涕，舌苔薄黄质红，脉浮数，加桑叶、菊花、连翘、薄荷、生石膏、天花粉。风燥咳嗽：干咳，喉痒，咽干痛，唇鼻干燥，无痰或痰少而不易咯出，或痰中带血，舌苔薄白，或薄黄质红而干，脉浮数，加沙参、梨皮、麦门冬；痰中带血者加白茅根。肝火犯肺咳嗽：咳嗽阵作，咽干，痰滞咽喉咯之难出，量少质黏，胸肋胀痛，咳时引痛，舌苔薄黄少津，脉弦数，加桑白皮、栀子、牡丹皮、枳壳、郁金、丝瓜络。

【疗效】以本方治疗急性支气管炎 36 例为治疗组，对照组口服急支糖浆 20ml/次，3 次/天，连服 7 天。治疗组 36 例中痊愈 18 例，显效 3 例，有效 15 例，总有效率为 92%。对照组 32 例中痊愈 10 例，显效 2 例，有效 10 例，总有效率为 65%。治疗组总有效率明显高于对照组。

痊愈：治疗 7 天内咳嗽、咯痰及感冒症状消失。显效：治疗 7 天内咳嗽、咯痰明显好转。无效：治疗 7 天内咳嗽、咯痰无改变，感冒的主要症状无改善，或咳嗽、咯痰均较前加重。

【来源】刘梅英. 止嗽散加减治疗急性支气管炎 36 例. 天津中医药, 2007, 24 (6)：478 – 479

🪷 加减桑菊饮

桑叶 10g　菊花 10g　杏仁 10g　连翘 15g　薄荷 5g　蝉蜕 5g　前胡 12g　桔梗 15g　甘草 3g

【用法】水煎服，每天 2 次，每日 1 剂。7 天为一疗程。

【功效】疏风清热，宣肺止咳。

【适应证】**急性支气管炎（风热犯肺型）**。症见：咳嗽频剧，气粗或咳声嘎哑，喉燥咽痛，咯痰不爽，痰黏稠或稠黄，咳时汗出，常伴鼻流黄涕，口渴，头痛，肢楚，恶风，身热等表证，舌苔薄黄，脉浮数或浮滑。

【疗效】以本方治疗急性支气管炎 60 例为治疗组，对照组用急支糖浆，每次 20ml，每日 3 次口服，7 天为 1 个疗程。治疗组临床控制 44 例，显效 8 例，有效 3 例，无效 5 例，总有效率 91.7%，优于对照组的总有效率 86.7%。

临床控制：临床症状、体征消失或基本消失；显效：临床症状、体征改善明显；有效：临床症状、体征均有好转；无效：临床症状、体征无明显改善，甚或加重。

【来源】杨利. 加减桑菊饮治疗急性支气管炎 60 例临床观察. 中医药导报, 2006, 12 (12)：36 – 37

🪷 润肺导痰汤

北沙参 20g　百合 25g　白及 15g　葶苈子 15g　桑白皮 20g　莱菔子 20g　法半夏 15g　茯苓 20g　杏仁 10g　炙麻黄 10g　黄芩 15g　芦根 25g　鱼腥草 12g　甘草 6g

【用法】水煎服，每天 3 次，每日 1 剂。

【功效】滋阴润肺，导痰止咳。

【适应证】**急性支气管炎（痰邪壅肺型）**。

【临证加减】咯痰清稀量多加制南星、苍术；痰黄质稠加海蛤粉、天竹黄；气喘胸闷加苏子、瓜蒌壳；肾虚气喘加蛤蚧、五味子。

【疗效】将全部病例随机分为治疗组（52 例）和对照组（49 例）。对照组给予吸氧、西药抗炎、解痉平喘、祛痰止咳治疗；治疗组在此基础上加用润肺导痰汤煎服，将两组临床疗效进行比对。结果：两组治疗总有效率分别为 61.2%（30/49）、86.5%（45/52）；平均临床治愈时间分别为 10.1 天、6.5 天。证实加用润肺导痰汤治疗急性支气管炎能显著地缓解症状，缩短病程，提高疗效。

【来源】吴忠和，周新蓉．润肺导痰汤治疗急性支气管炎 52 例观察．四川中医，2009，27（3）：82

🪷 葶蝉麻杏石甘汤

麻黄 6~8g　杏仁 10~12g　石膏 30~50g　甘草 6~8g　葶苈子 12~15g　蝉蜕 6g　鱼腥草 30~50g　大青叶 10~20g　射干 20~30g　浙贝母 10~15g　百部 15~20g　枇杷叶 15~20g

【用法】水煎服，每天 2 次，每日 1 剂。7 天为一疗程。

【功效】宣肺祛邪，化痰止咳。

【适应证】急性支气管炎（外感咳嗽型）。

【临证加减】若痰多而稀白者加法半夏、橘红；痰多而黄稠者重用鱼腥草、石膏；痰稠难咯者加海浮石；喘者加地龙；发热甚者加柴胡、青黛；咽痛者加马勃、牛蒡子；鼻塞流涕者加苍耳子、辛夷；实热大便秘结者加大黄；咳嗽超过 1 周者重用百部，加川贝母。

【疗效】临床以葶蝉麻杏石甘汤治疗急性支气管炎 96 例，痊愈 51 例，显效 26 例，有效 14 例，无效 5 例，总有效率 94.79%。

痊愈：咳嗽、咯痰及全身症状均消失，肺部体征无异常，体温及血常规正常；显效：咳嗽、咯痰及全身症状均减轻或部分消失，肺部体征明显好转或无异常，体温 37.5℃以下，血常规正常；有效：咳嗽、咯痰及全身症状部分减轻，肺部体征有好转，体温 38.5℃以下，血常规基本正常；无效：症状、体征无变化或加重，血常规异常。

【来源】杨湖．葶蝉麻杏石甘汤治疗急性支气管炎临床观察．湖北中医杂志，2009，31（8）：46-47

🪷 杏桔二陈汤

　　杏仁 12g　桔梗 10g　陈皮 12g　法半夏 12g　茯苓 20g　甘草 5g

【用法】水煎服，每天 2 次，每日 1 剂。服药时间 5～15 天不等，服药期间忌食辛辣、滋腻之品。

【功效】燥湿化痰，理气和中。

【适应证】**急性支气管炎（痰邪阻肺型）**。症见：咳嗽，多为刺激性咳嗽，伴痰多色白或色黄，胸闷，胸痛。

【临证加减】属风寒袭肺者，加荆芥 10g，防风 10g，苏梗 10g，生姜 3 片；属风热犯肺者，加炒黄芩 10g，桑叶 10g，连翘 15g；伴咽痒，咽痛者，加千张纸 10g，牛蒡子 10g；属燥邪伤肺者，加沙参 15g，麦冬 15g，白薇 15g；属痰热壅肺者，加前胡 20g，浙贝 15g，炙桑白皮 15g；属痰湿蕴肺者，加前胡 20g，川贝 10g，瓜蒌壳 10g；伴胸闷，胸痛者，加枳壳 10g，佛手 10g。

【疗效】临床以本方治疗急性支气管炎 66 例，其中治愈 63 例，有效 3 例，未愈 0 例，总有效率 100%。

治愈：咳嗽及临床体征消失，胸部 X 线检查正常。好转：咳嗽减轻，痰量减少，胸部 X 线检查好转。未愈：症状无明显改变，胸部 X 线检查无改变。

【来源】陈怡. 杏桔二陈汤治疗急性支气管炎 66 例. 中国民族民间医药，2009，18（10）：87

🪷 射干桔梗汤

　　射干 15g　桔梗 15g　炙冬花 15g　炙枇杷叶 15g　黄芩 15g　牛蒡子 15g　蝉蜕 15g　防风 15g　甘草 15g

【用法】水煎服，每天 3 次，每日 1 剂。

【功效】宣肺止咳，化痰利咽。

【适应证】**急性支气管炎（风寒入里化热型）**。症见：咳嗽，痰多，喉痒，胸部不适，舌红苔黄，脉浮。

【疗效】临床以本方治疗急性支气管炎 60 例为治疗组，对照组采用常规治疗方法，包括抗感染及对症处理等。结果治疗组咳嗽较对照组减轻，喉痒天数较对照组明显缩短。

【来源】张平远，李本觉. 射干桔梗汤加减治疗急性支气管炎疗效观察. 医学信息

小柴胡汤加减

柴胡 15g　黄芩 15g　法半夏 15g　杏仁 15g　桔梗 15g　党参 9g
甘草 6g

【用法】水煎服，每天 3 次，每日 1 剂。共 3～6 天。

【功效】和解少阳，补虚攻邪，宣肺止咳。

【适应证】**急性支气管炎（邪客少阳型）**。症见：外感咳嗽 3 天以上，呈阵发性或持续性，咳黄稠痰或白，或干咳少痰，舌红苔黄或薄黄腻，脉弦滑或弦细。

【临证加减】咳黄稠痰加浙贝母 15g，鱼腥草 15g；胸闷气促者加瓜蒌皮 30g，枳壳 15g；咽痒痰少者加射干 15g，牛蒡子 15g，板蓝根 30g；咳嗽明显者加前胡 15g，白前 15g；咳嗽超过 10 天，脉弦细加黄芪 30g。

【疗效】以本方治疗急性支气管炎 109 例，服药 3 天后，临床痊愈 22 例，显效 23 例，有效 32 例，无效 32 例，有效率 70.64%；服药 6 天后，痊愈 39 例，显效 43 例，有效 23 例，无效 4 例，有效率 96.33%。

临床痊愈：咳嗽、咯痰消失；显效：咳嗽、咯痰减轻过半；有效：咳嗽、咯痰好转。无效：咳嗽、咯痰无改变，或咳嗽、咯痰均较前加重。

【来源】钟红卫，高海燕，敖素华，等. 小柴胡汤加减治疗急性支气管炎咳嗽 109 例. 陕西中医，2008，29（12）：1575－1576

桂枝加厚朴杏子汤加减

桂枝 10g　白芍 10g　生姜 10g　大枣 10g　炙甘草 6g　厚朴 15g
杏仁 10g

【用法】水煎服，每天 2 次，每日 1 剂。连服 7 天。

【功效】解肌祛风，调和营卫，降气化痰，定喘止咳。

【适应证】**急性支气管炎（外感风寒型）**。症见：恶风寒，咳嗽，咯痰，胸闷气喘，头痛身痛，咽痒，舌红或白，苔薄黄或薄白，脉浮紧或浮数。

【临证加减】若头痛者，加川芎 12g、白芷 15g；咽痛者，加射干 10g；鼻塞者，加苍耳子 10g、辛夷 6g；胸闷痰多者，加制半夏 10g、茯苓 15g；咯痰

27

黏稠色黄，气急似喘者，加桑白皮 12g、石膏 15g。

【疗效】以本方治疗急性支气管炎 37 例，治疗 1 周，治愈 25 例，好转 12 例。

痊愈：咳嗽咯痰及其他症状全部消除，双肺听诊、胸片及血常规检查均正常。好转：临床症状基本消除，双肺听诊、胸片及血常规检查明显好转。无效：临床症状、双肺听诊、胸片及血常规检查无好转或加重。

【来源】肖利华，敬鸿博. 桂枝加厚朴杏子汤加减治疗急性支气管炎 37 例. 甘肃中医，2008, 21（3）: 48 - 48

四三汤加减

麻黄 12g　杏仁 12g　甘草 3g　苇茎 25g　冬瓜仁 30g　薏苡仁 30g　桃仁 12g　葶苈子 12g　莱菔子 12g　苏子 15g　蝉蜕 12g　浙贝母 12g

【用法】水煎服，每天 3 次，每日 1 剂。3 天为一疗程。

【功效】化痰除湿，宣肺止咳。

【适应证】**急性支气管炎（痰湿阻肺型）**。症见：咳嗽咯痰，鼻塞咽痒，舌质红或淡红，苔薄白腻或微腻，脉浮滑或滑。

【疗效】以本方治疗急性支气管炎 43 例，总有效率 100%。

治愈：咳嗽及临床体征消失。好转：咳嗽减轻，痰量减少。未愈：症状无明显改变。

【来源】李广文. 验方加减辨治急性支气管炎 78 例. 云南中医学院学报，2001, 24（3）: 50 - 51

小柴胡苇茎汤加减

柴胡 12g　黄芩 12g　法半夏 15g　葛根 30g　苇茎 30g　冬瓜仁 30g　薏苡仁 30g　桃仁 12g　连翘 30g　生石膏 15g　车前子 30g　甘草 3g

【用法】水煎服，每天 3 次，每日 1 剂。3 天为一疗程。

【功效】解表清里，润肺止咳。

【适应证】**急性支气管炎（表寒入里化热型）**。症见：咳嗽身重，恶寒发热为主症，舌质红或淡红，苔薄黄腻或薄腻，脉弦或微数。

【疗效】以本方治疗急性支气管炎 35 例，治愈率 88.57%，好转率 11.43%，总有效率 100%。

【来源】李广文．验方加减辨治急性支气管炎 78 例．云南中医学院学报，2001，24 (3)：50 - 51

锄云止咳汤

荆芥 10g　前胡 15g　白前 10g　杏仁 10g　贝母 15g　化橘红 10g 连翘 15g　百部 15g　紫菀 15g　桔梗 10g　甘草 6g　苇茎 30g

【用法】水煎服，每天 2 次，每日 1 剂。5 ~ 7 剂为 1 个疗程，一般治疗 1 ~ 2 个疗程。

【功效】化痰止咳，清肺生津。

【适应证】**急性支气管炎（肺热型）。**

【临证加减】肺热加黄芩 10g，鱼腥草 24g；咽痛加射干 12g，马勃 12g；痰多加半夏 12g，竹茹 15g；热甚伤津加沙参 15g，天花粉 15g；久咳痰黏加炙麻黄 9g，五味子 9g；喘息加地龙 15g，白果 10g。

【疗效】以本方治疗急性支气管炎 84 例，治愈 76 例（90.5%），好转 7 例（8.3%），无效 1 例（1.2%），总有效率 98.8%。

治愈：咳嗽、咯痰或喘息症状消失，临床体征消失，胸部 X 线检查正常，肺功能改善；好转：咳嗽频率降低，痰量减少，喘息轻微或消失，胸部 X 线检查及肺功能检查好转；无效：咳嗽、咯痰、喘息、发热症状无好转，体征及胸片无改善或加重。

【来源】罗泽民．锄云止咳汤治疗支气管炎 120 例疗效观察．安徽中医临床杂志，2003，15（3）：213 - 214

芥子咳喘膏穴位敷贴

白芥子（炒）22.5g　生姜 50g　元胡 22.5g　细辛 2.1g　甘遂 2.3g　冰片 0.5g

【用法】上述药物分别碾末，过 200 目筛，每穴 1 次用药约 1g，制成约 1.5cm×1.5cm，厚 0.5cm 的药饼，置于医用胶贴中央，分别贴于双侧肺俞、膏肓、定喘穴，每次贴 2 ~ 4 小时，1 次/天，连续 3 天。如果喘重可加膻中穴或天突穴。

【功效】镇咳平喘。

【适应证】**急性支气管炎。**

【疗效】临床以芥子咳喘膏穴位贴敷治疗小儿急性支气管炎60例，显效36例，有效19例，无效5例，总有效率92%。

临床控制：咳嗽、咯痰及肺部啰音恢复正常或急性发作前水平；显效：咳嗽、咯痰及肺部啰音显著减轻；有效：咳嗽、咯痰及肺部啰音有减轻，但程度不及显效；无效：咳嗽、咯痰肺部啰音无改变或加重。

【来源】李瑛，王素梅. 芥子咳喘膏穴位贴敷治疗小儿急性支气管炎的疗效. 第四军医大学学报，2009，30（2）：169－171

❀ 耳穴贴压疗法

取穴：耳穴支气管、肺、肾上腺、大肠

【操作】找出所取穴位阳性反应点，然后将王不留行籽放置在胶布中心，贴于阳性反应点。轻轻用手指按压，使耳廓有发热胀痛等反应。首先贴于左耳，3天后换帖右耳。并嘱家长每天轻轻按压4~6次，每次2~5分钟。6天为1个疗程。

【功效】宣肺止咳，健脾化痰。

【适应证】**急性支气管炎。**

【疗效】临床将急性支气管炎患儿80例随机分为两组，每组40例，治疗组在西医一般对症治疗的基础上，加用耳穴贴压疗法。对照组仅采用西医一般对症治疗，观察两组临床疗效。结果治疗组显效率明显高于对照组，治疗组对咳嗽、咳痰、肺部体征起效时间均优于对照组。证实耳穴贴压法配合治疗小儿急性支气管炎可明显改善症状，缩短病程，且易被患儿接受。

【来源】李维军，李博，雷颖，等. 耳穴贴压疗法配合治疗小儿急性支气管炎的疗效. 中国社区医师（医学专业），2010，12（33）：164

❀ 拔罐疗法

取穴：肺俞、肝俞、脾俞、心俞；配穴：偏于风寒者加肩中俞；偏于风热者加大椎、大肠俞。俞穴取双侧。每次取主穴2穴，再加配穴。

【操作】患者取俯坐位或俯卧位。充分暴露所选穴位，常规消毒，选用12号一次性针头，在所选穴位处快速挑刺5~8下，然后拔罐，10~15分钟后起罐，擦干血迹。隔日1次，共4次。

【功效】宣肺解表，镇咳化痰。

【适应证】急性支气管炎。

【疗效】临床以背俞穴挑治拔罐为主治疗急性支气管炎36例，痊愈20例，显效10例，有效5例，无效1例，总有效率97.2%。

痊愈：体温正常，咳嗽、咳痰、喘憋，肺部啰音消失。显效：体温正常，咳嗽、咳痰、喘憋明显减轻，肺部散在啰音。有效：体温下降，咳嗽、咳痰、喘憋有所减轻，肺部少许啰音。无效：症状、体征无明显变化或加重。

【来源】徐蔚东，张永娟，杨洁，等. 背俞穴挑治拔罐为主治疗急性支气管炎. 针灸临床杂志，2006，22（8）：39－40

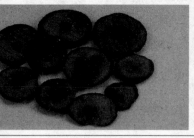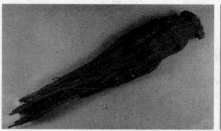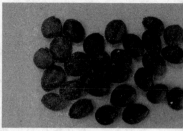

第三章

慢性支气管炎

慢性支气管炎是由多种病因所致的气管、支气管黏膜及其周围组织的慢性非特异性炎症。受凉、吸烟及感冒常使本病诱发或加重。临床上主要表现为慢性咳嗽、咳痰、反复感染，或伴有喘息。本病我国平均患病率为 3.82%，随着年龄的增加发病率亦增高。北方、山区、高原、寒冷地区及厂矿、农村发病率高。可发展为阻塞性肺气肿和慢性肺源性心脏病。

本病的诊断要点是：①长期的咳嗽、咳痰和（或）气喘，一般晨间咳嗽较重，白天较轻，晚间睡前有阵咳或排痰。②长期反复发作与缓解交替。③肺部可闻及干、湿性啰音，多在背部及肺底部，咳嗽后可减少或消失。④严重者可有紫绀。⑤X线检查早期可无异常，病变反复发作，引起支气管管壁增厚，细支气管或肺泡间质炎症细胞浸润或纤维化，可见两肺纹理增粗、紊乱，呈网状或条索状、斑点状阴影，以下肺野较明显。⑥慢支急性发作期或并发肺部感染时，血液检查可见白细胞计数及中性粒细胞增多。总之，根据咳嗽、咳痰或伴喘息，每年发病持续3个月，连续2年或以上，并排除其他心、肺疾患（如肺结核、尘肺、哮喘、支气管扩张、肺癌、心脏病、心力衰竭等）时，可作出诊断。如每年发病持续不足3个月，而有明确的客观检查依据（如X线、呼吸功能等）亦可诊断。

🪷 清肺化瘀汤

桑白皮 10g 黄芩 10g 浙贝母 10g 陈皮 10g 茯苓 15g 苦杏仁 10g 炙紫苏子 10g 丹参 15g 桃仁 6g 炙紫菀 10g 桔梗 10g 生甘草 6g

【用法】水煎服,每天 3 次,每日 1 剂。连服 10 天。

【功效】清热化痰,活血润肺,宣降肺气。

【适应证】**慢性支气管炎(痰热郁肺型)**。症见:咳嗽,痰黄黏稠,胸满气短,或喘粗,发热或烦热,舌质红或暗红,苔黄或黄腻,脉滑数。

【疗效】临床以本方治疗慢性支气管炎 60 例,临床控制 47 例,显效 6 例,有效 4 例,无效 3 例。总有效率 95%。

临床控制:咳、痰、喘及肺部体征恢复到急性发作前水平;显效:咳、痰、喘及肺部体征显著减轻,但未恢复到发作前水平;有效:咳、痰、喘及肺部体征有减轻,但程度不足显效;无效:咳、痰、喘及肺部体征无改变,或减轻不明显。

【来源】蒋文钧.清肺化瘀汤治疗慢性支气管炎急性发作期 60 例疗效观察.中国中医急症,2005,14(10):943-943

🪷 清肺止嗽饮

炙麻黄 10g 杏仁 10g 黄芩 10g 瓜蒌皮 10g 前胡 10g 炙紫菀 10g 炙款冬花 10g 炒地龙 10g 鱼腥草 30g

【用法】水煎服,每天 2 次,每日 1 剂。7 天为 1 个疗程。

【功效】清肺化痰,平喘止咳。

【适应证】**慢性支气管炎(痰热郁肺型)**。

【临证加减】痰黄难咳加桑白皮、葶苈子各 10g;口干渴加芦根 30g,南沙参 12g,便秘加生大黄 10g;痰白量多加姜半夏、苏子各 10g。

【疗效】临床以本方治疗慢性支气管炎 66 例,临床治愈 28 例,显效 22 例,有效 12 例,无效 4 例,总有效率为 93.93%。

治愈:咳嗽咳痰消炎,2 月以上未发作者,肺部啰音消失,实验室检查正常；显效：咳嗽咳痰气急明显好转，肺部啰音明显减少，实验室检查好转；有效：咳嗽咳痰气急好转，肺部啰音减少；无效：临床症状和体征，实验室检查等对比治疗前无改善或加重。

【来源】裘叶忠.清肺止嗽饮治疗慢性支气管炎急性发作疗效观察.中医药学刊，2006，24（1）：160－161

🪷 桑白皮汤

炙桑白皮30g　半夏10g　黄芩10g　黄连10g　栀子10g　苏子9g杏仁12g　川贝母12g

【用法】水煎服，每天2次，每日1剂。痰浊壅肺型和痰热郁肺型服用10天为1个疗程，肺肾气虚型服用2个月为1个疗程。

【功效】清肺降气，止咳化痰。

【适应证】慢性支气管炎。

【临证加减】痰浊壅肺（痰湿型）：临床表现长期反复咳嗽，咯痰量多，色白呈泡沫状，短气喘息，胸闷，恶寒，食少脘痞，倦怠乏力，舌白苔腻，脉滑等症。去黄连、山栀，加地龙10g，僵蚕5g，炙紫菀30g，炙冬花20g；痰热郁肺（燥热型）：咳逆喘息气粗，烦躁胸满，痰黄或白，黏稠难咯，口干咽燥，或身热恶寒，小便黄溲，舌苔黄腻，脉滑数等。加麦冬、鱼腥草各20g，全瓜蒌15g，葶苈子各9g；肺肾气虚（虚衰型）：临床表现以喘促气短、声低气怯、甚至张口抬肩、倚息不能平卧、咳嗽痰白如沫、咯吐不利、胸闷心慌、神疲乏力、形寒汗出，舌淡或紫黯，脉沉细数无力，或有结代。去黄芩、黄连、山栀，加五味子25g，肉桂12g，冬虫夏草10g，胡桃肉、炙紫菀、炙款冬花各20g。

【疗效】临床以本方治疗老年慢性支气管炎39例并随证加减，总有效率91.3%。

【来源】刘鱼海，何衍贵.桑白皮汤治疗老年性慢性支气管炎39例.陕西中医，2003，24（10）：876－877

🪷 温胆汤

姜半夏15g　茯苓10g　枳实10g　竹茹12g　陈皮10g　炙甘草5g

桔梗 5g　款冬花 10g　紫菀 10g　桑白皮 10g　鱼腥草 30g

【用法】水煎服，每天 2 次，每日 1 剂。7 天为一疗程。

【功效】理气化痰，止咳平喘。

【适应证】**慢性支气管炎（胆郁痰扰型）**。症见：长期反复咳嗽，咯痰量多，短气喘息，胸闷，倦怠乏力，胆怯易惊，头眩心悸，心烦不眠等。

【临证加减】痰多气急者加苏子、葶苈子各 10g；食欲不振者加莱菔子 15g。

【疗效】临床以本方治疗慢性支气管炎 32 例，临床控制 15 例，显效 13 例，好转 2 例，无效 2 例，总有效率为 93.75%。

临床控制：咳、痰、喘等临床症状及肺部哮鸣音呈轻度；显效：咳、痰、喘等临床症状及肺部哮鸣音明显好转；好转：咳、痰、喘等临床症状及肺部哮鸣音有好转；无效：咳、痰、喘等临床症状及肺部哮鸣音无改变或加重。

【来源】柏向阳. 温胆汤加味治疗慢性支气管炎急性发作 32 例. 湖南中医杂志，2005，21（6）：45 - 46

🪷 小青龙汤

炙麻黄 10g　桂枝 6g　五味子 10g　干姜 3g　制半夏 15g　细辛 6g
白芍 10g　炙甘草 6g

【用法】水煎服，每天 2 次，每日 1 剂。10 ~ 14 天为 1 个疗程。

【功效】解表散寒，温肺化痰。

【适应证】**慢性支气管炎（外感风寒，痰饮内停型）**。症见：恶寒发热，无汗，咳嗽气喘，痰多而稀，舌苔白滑，脉浮。

【临证加减】外感已解，咳嗽未止者去桂枝加杏仁、桔梗各 10g；咳而上气，喉中有痰鸣音者加射干、款冬花各 12g，体弱者加太子参 12g、黄芪、炒白术各 15g。

【疗效】临床以本方治疗慢性支气管炎急性发作 40 例，临床控制 25 例，显效 8 例，有效 5 例，无效 2 例，总有效率为 95%。

临床控制：症状体征消失，血 WBC 分类计数正常，X 线胸片示片状阴影消失；显效：症状体征改善，血 WBC 分类计数正常或明显改善，X 线胸片示片状阴影消失 80% 以上；有效：症状体征有所改善，血 WBC 分类计数有所改善，X 线胸片示片状阴影消失 50% 以上；无效：症状体征、血 WBC 分类计数及 X 线胸片结果无改善，甚或加重。

【来源】冯战. 小青龙汤加味治疗慢性支气管炎急性发作 40 例疗效观察. 中国现代药物应用，2010，04（20）：96－97

止咳化痰汤

金银花 15g　百部 15g　桔梗 15g　浙贝母 15g　沙参 15g　瓜蒌壳 15g　法半夏 15g　紫菀 15g　款冬花 10g　陈皮 10g　杏仁 10g　生甘草 5g

【用法】水煎服，每天 2 次，每日 1 剂。7 天为一疗程。

【功效】清热润肺，化痰止咳。

【适应证】**慢性支气管炎（痰热郁肺型）**。症见：咳逆喘息气粗，烦躁胸满，痰黄或白，黏稠难咯，口干咽燥，或身热恶寒，小便黄溲，舌苔黄腻，脉滑数等。

【临证加减】症见咳嗽，无痰或痰少难出，咽痒加枇杷叶、玄参各 15g，川贝母 10g；干咳无痰或痰中带血，心烦，加生石膏 30g，知母 10g。

【疗效】临床以本方治疗慢性支气管炎急性发作 40 例，临床控制 13 例，显效 16 例，有效 9 例，无效 2 例，总有效率 95%。

显效：咳嗽、咯痰、气喘等临床症状消失，2 年以上病情未复发者；有效：咳嗽、咯痰气喘症状明显减轻，发作次数明显减少；无效：咳嗽、咯痰、气喘症状无改善或改善不明显。

【来源】翁惠. 止咳化痰汤治疗慢性支气管炎急性发作 40 例. 陕西中医，2005，26（8）：743－744

加味定喘汤

白果 15g　炙麻黄 8g　黄芩 8g　紫苏子 10g　苦杏仁 10g　桑白皮 10g　款冬花 10g　半夏 10g　陈皮 10g　甘草 5g

【用法】水煎服，每天 2 次，每日 1 剂。10 天为 1 个疗程。

【功效】清肺平喘，止咳化痰。

【适应证】**慢性支气管炎**。

【临证加减】胸闷者，加枳壳、厚朴；属肺热型且伴脓痰者，加石膏、胆南星和瓜蒌；肾阳虚且久喘者，加磁石、附子；舌苔白腻、食欲不振者，加鸡内金、神曲；伴有表证或咽喉部有瘙痒感者，加防风、牛蒡子、蝉蜕等祛风药。

【疗效】临床以本方治疗慢性支气管炎75例中，显效54例，有效18例，无效3例，总有效率96%。

显效：临床症状基本消失或明显好转；有效：临床症状得到缓解；无效：临床症状无变化或加重。

【来源】查代牛. 加味定喘汤治疗慢性支气管炎的疗效观察. 中国卫生产业，2012，35：109

加味三子养亲汤

　　紫苏子15g　炒莱菔子15g　白芥子10g　白果12g　五味子10g　橘红15g　茯苓15g　法半夏10g　杏仁12g　紫菀10g　白参10g　黄芪30g　前胡10g　厚朴15g　炙甘草6g

【用法】水煎服，每天2次，每日1剂。连服14天。

【功效】化痰止咳，理气平喘。

【适应证】**慢性支气管炎（痰涎壅肺型）**。症见：咳嗽或气喘，痰涎壅盛，咯出不爽，色白或带灰色，每于晨间咳痰尤甚，痰出咳缓，胸中满闷，呕恶纳呆，舌苔白厚腻，脉濡滑等。

【疗效】临床以本方治疗慢性支气管炎30例，痊愈9例，显效17例，进步2例，无效2例，总有效率86.7%。

【来源】钟碧琼. 加味三子养亲汤治疗慢性支气管炎30例疗效观察. 中医药导报，2011，17（8）：103－104

三三二陈汤

　　炙麻黄10g　杏仁10g　陈皮10g　法半夏10g　茯苓20g　苏子9g　白芥子9g　莱菔子9g　炙甘草6g　生姜3片

【用法】水煎服，每天3次，每日1剂。6周为一疗程。

【功效】宣肺化痰，降气平喘。

【适应证】**慢性支气管炎（痰郁气滞型）。**

【临证加减】咳嗽明显者加紫菀 15g，款冬花 15g；痰多清稀，胸闷者加瓜蒌皮 15g，枳壳 10g；痰热明显者加桑白皮 10g，黄芩 10g；喘息明显者加地龙 10g，葶苈子 10g；肺气虚明显者加黄芪 15g，五味子 10g；脾气虚明显者加党参 15g，白术 15g；肾虚不纳气者加蛤蚧末 6g（冲服），肉桂 3g。

【疗效】临床以本方治疗慢性支气管炎 50 例，临床治愈 10 例，有效 34 例，无效 6 例，总有效率为 88%。

【来源】左建国. 三三二陈汤加减治疗慢性支气管炎临床观察. 湖北中医杂志，2009，31（12）：44－45

沙参麦冬汤

沙参 20g　麦冬 20g　玉竹 15g　白芍 20g　枸杞子 15g　川贝母 10g　生地 15g　冬桑叶 10g　桔梗 6g　杏仁 6g　生甘草 6g　炙麻黄 6g

【用法】水煎服，每天 2 次，每日 1 剂。10 天为 1 个疗程。未愈者再治疗 1 个疗程。

【功效】滋阴润肺，化痰止咳。

【适应证】**慢性支气管炎（肺阴虚型）。**

【临证加减】气虚者加党参 15g，大便不通者加肉苁蓉 20g。

【疗效】临床以本方治疗慢性支气管炎 56 例，临床控制 18 例，显效 20 例，有效 14 例，无效 4 例，总有效率 92.9%。

临床控制：症状基本消失，肺部哮鸣音明显减轻。显效：症状明显好转，肺部哮鸣音明显减轻。有效：症状好转，肺部哮鸣音减轻。无效：症状及哮鸣音无改变，或减轻不明显，以及症状及哮鸣音加重。

【来源】万桂芹. 沙参麦冬汤加减治疗慢性支气管炎 56 例临床观察. 中国全科医学，2010，13（16）：1813

温肾健脾涤痰汤

半夏 12g　胆南星 12g　茯苓 15g　白果 15g　炒白术 15g　黄芪 20g　核桃肉 20g　丹参 20g　附子 10g　桂枝 10g　炙麻黄 10g　地龙 10g　补骨脂 25g　甘草 6g

【用法】水煎服，每天 2 次，每日 1 剂。连续 2 个月为一疗程。

【功效】健脾补肾，温阳培本，宣肺化痰。

【适应证】**慢性支气管炎（脾肾阳虚，寒痰伏肺型）**。症见：呼吸急促，咳嗽，咯痰，胸闷，不能平卧，纳减为主，反复发作，神疲乏力，形寒汗出，舌淡或紫黯，脉沉细数无力，或有结代。

【临证加减】恶寒发热加柴胡、防风、荆芥；咳痰色黄加鱼腥草、黄芩；胸闷喘甚加瓜蒌、葶苈子；咳甚痰稠加桔梗、川贝；气虚明显加党参、淮山药；气急汗出加龙骨、牡蛎。

【疗效】临床以本方治疗慢性支气管炎 75 例，临床治愈 29 例，有效 41 例，无效 5 例。总有效率 93.33%。

临床治愈：治疗后所有症状消除，肺部干、湿啰音消失，或虽偶有轻微咳痰气急，但不影响工作和生活，并持续 1 年以上不发作者；有效：治疗后症状减轻或基本消失，1 年内仍有发作，再用该法治疗仍有效者；无效：治疗后症状略有减轻，停药后症状如初，或经治疗半月后无效而改用他法治疗者。

【来源】梁巧霞. 温肾健脾涤痰汤治疗慢性支气管炎 75 例. 浙江中医杂志，2006，41（8）：455

🪷 久咳方

黄芪 30g　党参 15g　桂枝 15g　茯苓 15g　陈皮 15g　防风 15g　白术 15g　半夏 10g　山药 10g　熟地 10g　贝母 10g　补骨脂 10g　紫河车 10g　紫菀 10g　款冬花 10g　干姜 10g　炙甘草 10g

【用法】水煎服，每天 2 次，每日 1 剂。

【功效】补益中气，健脾化痰，活血化瘀，培补肝肾。

【适应证】**慢性支气管炎（脾虚痰阻型）**。

【临证加减】合并上呼吸道感染，加柴胡、前胡、羌活各 10g；气短，加麦冬、五味子各 10g；阴虚，加沙参、麦冬各 10g；喘息，加蛤蚧 10g，苏子 15g，紫石英 20g；久病，加丹参 15g，桃仁 10g；体虚，加阿胶、龙眼肉各 10g。

【疗效】临床以本方治疗慢性支气管炎 60 例，治愈 45 例（咳嗽及临床体征消失），有效 13 例（咳嗽减轻，痰量减少），无效 2 例（症状无明显改变），总有效率 93%。

【来源】于金民，杨鑫. 自拟久咳方加味治疗慢性支气管炎 120 例. 新疆中医药，

2009，27（3）：16－17

🌸 健脾止咳汤

　　炙麻黄6~8g　苦杏仁10g　炙紫菀10g　炙款冬花10g　陈皮10g
法半夏10g　茯苓10g　蛤蚧粉10g　阿胶10g　焦白术15g　党参25g
黄芩12g　炙厚朴8g　甘草5g

【用法】水煎服，每天3次，每日1剂。连用15天。

【功效】扶正祛邪，培土生金。

【适应证】**慢性支气管炎（脾肾阳虚型）**。

【临证加减】寒痰清稀者去阿胶、厚朴、黄芩、紫菀，加桂枝、白芍、干
姜、五味子、白芥子；热痰甚者去款冬花、陈皮、半夏、蛤蚧、厚朴，加桑
白皮、川贝母、瓜蒌、枇杷叶、桔梗；气滞血瘀者加桃仁、红花；肺脾两虚
而喘咳者加黄芪、紫河车、山药、苏子、桑白皮；咳喘无力、呼多吸少者去
紫菀、款冬花、厚朴，党参易人参，加核桃肉、紫河车、补骨脂、怀牛膝、
五味子。

【疗效】临床以本方治疗慢性支气管炎47例，临床控制31例，显效10
例，有效5例，无效1例，总有效率98%。

【来源】陈金山．自拟健脾止咳汤治疗慢性支气管炎效果观察．现代中西医结合杂
志，2007，16（33）：4964－4965

🌸 玉屏风散加味

　　防风15g　黄芪15g　白术30g　陈皮15g　半夏10g　地龙15g
细辛1.5g

【用法】水煎服，每天2次，每日1剂。急性发作期用玉屏风散方加味汤
治疗。缓解期用散剂，方如下：黄芪、防风、白术按1：1：2比例配制为粉，
每次9g，3次/天，每年9、10月份2个月服用。

【功效】益气固表，健脾祛痰。

【适应证】**慢性支气管炎（气虚型）**。

【临证加减】痰黄黏稠加石膏、桑白皮、知母；痰中带血加丹皮、山栀；
喘鸣加麻黄、射干、冬花；潮热加青蒿、鳖甲。

【疗效】临床以本方治疗慢性支气管炎 90 例，显效 10 例，有效 60 例，无效 20 例，总有效率 77.8%。

显效：咳嗽在 2 周以上未发作者，临床体征消失，第二年未复发或发病咳嗽气喘症状明显减轻；有效：咳嗽减轻，痰量减少，临床体征明显减轻，第二年发病咳嗽气喘症状减轻；无效：症状无明显改变，第二年发病咳嗽气喘症状无减轻或加重。

【来源】张建鹏，张可训，郭向东，等. 玉屏风散治疗慢性支气管炎 90 例. 现代中医药，2009，29（3）：18 – 19

阳和汤加味

熟地黄 30g 鹿角胶 20g 白芥子 15g 黄芪 30g 炮姜 15g 桂枝 15g 苏子 15g 厚朴 15g 麻黄 8g 地龙 15g 法半夏 15g 甘草 5g

【用法】水煎服，每天 2 次，每日 1 剂。4 周为一疗程。

【功效】温阳通络，散寒祛痰。

【适应证】**慢性支气管炎（肾阳虚型）**。症见：咳嗽为其主症，动则气促，痰量多，腰膝酸软，夜尿频多，身寒肢冷，头晕耳鸣，气促语怯，舌苔白滑润，舌质淡胖，脉沉细。

【疗效】临床以本方治疗慢性支气管炎 132 例，临床控制 32 例，显效 78 例、有效 10 例、无效 12 例，总有效率 90.91%。

临床控制：患者咳嗽、咳痰、喘息症状基本消失，肺部仅可闻及轻度哮鸣音；显效：咳嗽、咳痰、喘息症状较前明显好转，肺部听诊哮鸣音较前明显减轻；有效：咳嗽、咳痰、喘息症状较前有所好转，肺部听诊哮鸣音有所减轻；无效：咳嗽、咳痰、喘息症状及听诊肺部哮鸣音无改变，或加重。

【来源】邹云龙. 阳和汤加味治疗慢性支气管炎疗效观察. 中国当代医药，2010，17（2）：84

血府逐瘀汤

桃仁 9g 红花 6g 当归 9g 川芎 9g 淮牛膝 10g 赤芍 9g 白芍 9g 柴胡 15g 枳壳 9g 生地 9g 桔梗 9g 甘草 9g

【用法】水煎服，每天 2 次，每日 1 剂。15 天为 1 个疗程。

【功效】活血化瘀，祛痰止咳。

【适应证】**慢性支气管炎（血瘀型）**。症见：咳嗽咯痰，胸闷呃逆，失眠不寐，心悸怔忡，舌质暗红，边有瘀斑或瘀点，唇暗或两目暗黑，脉涩或弦紧。

【疗效】临床以本方治疗慢性支气管炎 42 例，临床治愈 35 例，好转 7 例，无效 0 例，总有效率 100%。

临床治愈：临床症状及体征全部消失，外周血白细胞计数正常，肺部 X 线检查炎性病灶完全吸收；好转：临床症状及体征部分消失或减轻，外周血白细胞计数正常，肺部 X 线检查炎性病灶基本吸收；无效：治疗前后无变化。

【来源】吴淑红. 血府逐瘀汤治疗慢性支气管炎急性发作期疗效观察. 湖北中医杂志，2006, 28（5）：37 - 37

🪷 苏子降气汤

苏子 12 ~ 15g　半夏 10 ~ 13g　百部 12g　前胡 12g　厚朴 12g　薏苡仁 30g　白芥子 12g　莱菔子 12g　怀山药 30g　肉桂 10 ~ 12g　生姜 8g　苏叶 8g　当归 10g　生甘草 4g　党参 15g　陈皮 8g　白术 10g

【用法】水煎服，每天 2 次，每日 1 剂。10 天为 1 个疗程，连服 2 个疗程。

【功效】降气祛痰，止咳平喘，温肾纳气。

【适应证】**慢性支气管炎（痰湿蕴肺型）**。

【临证加减】咳嗽发热者减肉桂、当归，加桑白皮、连翘、山栀子、黄芩；纳呆者加神曲、麦芽；寒痰较重，加细辛温肺化痰。

【疗效】临床以本方治疗慢性支气管炎 70 例，痊愈 53 例，好转 17 例，总有效率为 100%。其中治疗 1 个疗程痊愈 15 例，2 个疗程痊愈 38 例。

【来源】何成瑜. 苏子降气汤治疗慢性支气管炎 70 例. 中国中医药现代远程教育，2010, 08（10）：130 - 130

🪷 麻黄汤

炙麻黄 10g　桂枝 10g　甘草 10g　苏子 10g　姜半夏 10g　前胡 12g　陈皮 12g　杏仁 12g

【用法】水煎服，每天2次，每日1剂。1个疗程为5~7天。

【功效】解表散寒，宣肺平喘。

【适应证】**慢性支气管炎（风寒闭肺型）**。

【临证加减】若痰白清稀带泡沫者加细辛3g，生姜3片。

【疗效】临床以本方治疗慢性支气管炎30例，痊愈21例，好转8例，无效1例，总有效率为96.66%。

治愈：咳嗽喘憋消失、肺部哮鸣音啰音消失；好转：咳嗽喘憋减轻，肺部哮鸣音基本消失，或有少量痰鸣音；无效：临床症状、体征无变化或恶化。

【来源】张伟霞，白岩. 麻黄汤加减治疗急性喘息型支气管炎疗效观察，2012，33（12）：1572–1573

苓桂术甘汤加味

茯苓20g　炒白术20g　桂枝10g　苏子15g　杏仁10g　紫菀10g　款冬花10g　制半夏10g　陈皮6g　炙甘草5g

【用法】水煎服，每天2次，每日1剂。1个月为1个疗程。

【功效】温阳化饮，健脾利湿。

【适应证】**慢性支气管炎（中阳不足型）**。症见：咳嗽，痰多，胸胁支满，目眩心悸，短气而咳，舌苔白滑，脉弦滑或沉紧。

【临证加减】寒象明显加细辛3g，干姜6g；咳痰量多夹有泡沫者加白芥子15g，防风6g；气滞者加枳壳10g，莱菔子15g；气虚者加炒党参15g，黄芪15g；咳喘甚者加白果10g，沉香曲10g。

【疗效】临床以本方治疗慢性支气管炎32例，显效21例，有效9例，无效2例。总有效率为93.75%。

显效：用药1个月后，咳、痰、喘等症状基本控制，1年内未复发；有效：咳、痰、喘等症状明显改善，有时仅需少量对症用药；无效：咳、痰、喘等症状无明显变化。

【来源】刘葵. 苓桂术甘汤加味治疗慢性支气管炎疗效观察. 医学信息，2009，22（10）：2154

金水六君煎

熟地黄20g　当归15g　法半夏15g　陈皮10g　茯苓20g　桔梗

10g　杏仁 10g　炙甘草 5g　生姜 3g

【用法】水煎服，每天 2 次，每日 1 剂。10 天为 1 个疗程，治疗期间禁食冷饮及辛辣刺激的食物。

【功效】降气祛痰，止咳平喘，温肾纳气。

【适应证】**慢性支气管炎（肺肾阴虚型）**。症见：干咳无痰或少痰不易咳出，口干咽燥，五心烦热，潮热盗汗，腰膝酸软，舌红少苔或苔光剥，脉细数。

【疗效】临床以本方治疗慢性支气管炎 45 例，临床控制 9 例，显效 22 例，有效 12 例，无效 2 例，总有效率 95.56%。

临床控制：咳、痰、喘及肺部哮鸣音恢复到急性发作前水平，其他客观检查指标基本正常；显效：咳、痰、喘及肺部哮鸣音显著减轻，其他客观检查指标明显改善；有效：咳、痰、喘及肺部哮鸣音有减轻，其他客观检查指标有改善；无效：咳、痰、喘及肺部哮鸣音无改变或加重，1 个月内仍未恢复到发作前水平，其他客观检查指标未见改善或反而加重。

【来源】周建伟. 金水六君煎治疗慢性支气管炎迁延期肺肾阴虚证 45 例. 中国中医药现代远程教育，2011，09（3）：23-24

🪷 补肺平喘汤

党参 15g　白术 10g　黄芪 30g　炙麻黄 2g　苦杏仁 2g　半夏 3g　五味子 15g　桔梗 10g　丹参 12g　当归 10g　白芍 12g　山茱萸 10g　蛤蚧 3g（研粉冲服）　九香虫 6g　地龙 10g　鱼腥草 15g　瓜蒌 10g　砂仁 6g（后下）　麦芽 10g　陈皮 6g　旋覆花 6g（包煎）

【用法】水煎服，每天 2 次，每日 1 剂。连续治疗 1 个月为 1 个疗程，1 疗程服药 25 剂，休息 5 天再进行下一疗程治疗，一般前 6 个疗程为每日 1 剂，以后的疗程改为隔日 1 剂，如期间急性发作，则停用此药，对症治疗，缓解后继续服用。

【功效】健脾益肾，补肺平喘，止咳化痰，理气活血。

【适应证】**慢性支气管炎（肺气不足，脾肾亏虚型）**。症见：咳嗽，气短，喘息，咳白黏痰，耳鸣，乏力，夜寐欠安，头晕，舌红，苔白，脉细。

【疗效】临床以本方治疗慢性支气管炎 91 例患者，经 8～10 个疗程治疗后治愈 79 例，治愈率 86.92%，明显好转 12 例，占 13.18%。

治愈：咳嗽、吐痰、喘促消失，胸片无异常；明显好转：稍有咳嗽、气喘，胸片示明显改善，肺纹理稍有紊乱，透光度稍有增强。

【来源】张运，宋卫红，渠冬青．补肺平喘汤治疗慢性支气管炎肺气肿 91 例疗效观察．山东中医杂志，2010，29（10）：685－686

桑白桃红饮

桑白皮 12g 黄芩 10g 川贝母 9g 苏子 9g 炙麻黄 6g 全瓜蒌 12g 鱼腥草 15g 矮地茶 15g 桃仁 9g 红景天 9g 茯苓 10g 甘草 3g

【用法】水煎服，每天 2 次，每日 1 剂。10 天为 1 个疗程。

【功效】清肺化痰，止咳平喘，活血化瘀，健脾益气。

【适应证】**慢性支气管炎**（痰热郁肺型）。症见：咳痰不爽，痰浊、痰黏稠或痰黄，发热，咽痛，口渴，胸闷，便干，尿黄，舌质红、苔黄或黄腻，脉弦数或滑数。

【疗效】临床以本方治疗慢性支气管炎 89 例患者，临床控制 38 例，显效 31 例，有效 13 例，无效 7 例，总有效率 92.1%。

临床控制：咳、痰、喘、发热消失，其他伴随症状明显好转，肺部哮鸣音消失或恢复到急性发作前水平；显效：咳、痰、喘、发热明显好转，其他伴随症状有所好转，肺部哮鸣音显著减轻，但未恢复到急性发作前水平；有效：咳、痰、喘、发热有所好转，其他症状变化不大，肺部哮鸣音减轻；无效：临床症状、体征无改善或加重。

【来源】李丹．自拟桑白桃红饮治疗痰热型慢性支气管炎急性发作 89 例．福建中医药，2009，40（5）：5－6

清肺泄痰喉枣汤

麻黄 6g 炙枇杷叶 6g 杏仁 10g 桑白皮 10g 葶苈子 10g 淡黄芩 3g 川贝 3g 生大黄（后下）3g 地龙 5g 冬瓜仁 15g 猴枣散（兑入）2 支（每支 0.36g）

【用法】上方每日 1 剂，煎前先浸泡半小时，煎 2 汁混和，取药液约 150ml 左右，再兑入猴枣散搅匀，冷却至 37℃ 左右，早晚分 2～3 次灌肠。

【操作】用50ml针筒吸入药液，接上导尿管，将导尿管端醮一下药液，然后轻轻插入肛门内约8~10cm，慢慢注入药液。灌毕即填上卫生纸或尿布按压肛门5分钟即可。灌肠时间最好在小儿熟睡或喂奶、安静时进行，尽量延长药液在肠腔中的保留时间。

【功效】清热解表，祛痰定惊。

【适应证】小儿慢性支气管炎。

【临证加减】痰热壅肺，高热，咳嗽痰多，呼吸喘促，加鲜竹沥（冲）1支，菖蒲、姜半夏各10g；并发哮喘，地龙改为10g，加蝉蜕6g，射干3g；纳差，加鸡内金6g，莱菔子10g；如有腹泻，去生大黄，加马齿苋20g，焦山楂15g。

【疗效】临床以此方灌肠治疗小儿慢性支气管炎98例中，完全缓解47例，显效49例，无效2例，总有效率为97.96%。

完全缓解：喘促消失，两肺哮鸣音及呼气延长消失，X线胸片示肺部炎症消失；显效：喘促明显减轻，呼气延长消失，肺部哮鸣音减少，X线胸片示肺部炎症明显吸收；无效：症状、体征改善不明显，甚至加重。

【来源】高幼琴，陈中明，徐婕．清肺泄痰喉枣汤灌肠治疗小儿咳喘症98例：附西药治疗50例对照．浙江中医杂志，2001，36（3）：109-110

伏天"天灸"法

白芥子30g 生甘遂15g 细辛15g 元胡10g 干姜10g 丁香10g

【功效】温阳益气，宣肺平喘，祛痰利气，散寒逐饮。

【用法】将上述药物共研细末，装瓶备用。三伏天为治疗时间。

【选穴】取用肺俞、大椎、风门、天突、膻中等穴。

【操作】患者取坐位，暴露所选穴位，局部常规消毒后，取药粉2g，用鲜姜汁调和，做成直径约为1.5cm，厚约0.5cm的圆饼贴于上述穴位上，用4cm×4cm大小胶布固定，于4~6小时后取下即可。

【"天灸"后反应及处理】严密观察用药反应。①"天灸"后多数患者局部有发红、发热、发痒感，或伴少量小水泡，此属"天灸"的正常反应，一般不需处理；②如果出现较大水泡，可先用消毒毫针将泡壁刺一针孔，放出泡液，再涂龙胆紫药水。要注意保持局部清洁，避免摩擦，防止感染；③

"天灸"治疗后皮肤可暂有色素沉着，但会消退，且不会留有瘢痕，不必顾及；④治疗期间忌烟、酒、海鲜及生冷、辛辣之品等。

【适应证】慢性支气管炎。

【疗效】临床以"天灸"法治疗慢性支气管炎40例，临床控制14例，显效21例，好转3例，无效2例，总有效率95%。

临床控制：咳、喘、痰及肺部哮鸣音等临床主症基本消失或不足轻度者；显效：咳、喘控制，痰量明显减少，临床主症明显减轻或消失，至发病季节未见病情明显加重者；好转：咳、喘缓解，临床症状减轻，冬季发作次数减少；无效：临床症状无好转或无缓解，甚至加重。

【来源】邵素菊，李鸿章，李会超，等．"天灸"治疗肺系病证80例．陕西中医，2007，28（4）：468－470

推拿疗法

【操作】①患者仰卧，医者坐其侧：一指禅推天突、膻中各2分钟；分推膻中，即医者用两拇指桡侧端自膻中向两旁分推至乳头，时间1分钟。②患者俯卧位，医者坐其侧：医者以示中两指分别按揉患儿脊柱双侧的肺俞、脾俞、肾俞，每穴各2分钟；分推肺俞，即医者用双拇指桡侧端分别沿肩胛骨内缘从上向下推动，时间1分钟。③患儿坐位，医者立其后，用双掌在其两腋下胁肋处，自上而下搓摩5遍。④自下而上捏脊5遍。以上治疗1天1次。10天为一疗程，可连续治疗3个疗程。

【功效】养肺，健脾，补肾。

【适应证】小儿慢性支气管炎。

【疗效】临床以推拿法治疗慢性支气管炎60例，治愈27例，好转30例，无效3例，总有效率95%，患者年龄越小，疗效越好。

治愈：咳、喘、炎、痰症状消除，未复发；好转：咳、喘，呼吸困难等症状明显缓解，发作时间明显缩短，发作次数减少，偶有感冒诱发，症状亦较治疗前轻；无效：症状无改善。

【来源】徐有功，杨晓仙．手法治疗小儿慢性支气管炎60例．陕西中医，2000，21（8）：363

超声雾化吸入疗法

鱼腥草注射液30ml

【用法】患者入院后给予西药抗感染、解痉平喘、止咳化痰等治疗，必要时予以氧疗。在上述常规内科治疗基础上予以鱼腥草注射液 30ml 加入生理盐水 10ml 中，经口雾化吸入，2 次/天，持续时间为 30 分钟/次。14 天为一疗程。

【功效】止咳平喘。

【适应证】**慢性支气管炎。**

【疗效】临床以超声雾化吸入治疗慢性支气管炎 68 例，临床控制 19 例，显效 34 例，好转 12 例，无效 3 例，总有效率 95.6%。疗效优于仅用西医常规治疗组。

临床控制：发热消失，咳、痰、喘及肺部体征恢复到急性发作前水平，血常规正常；显效：发热消失，咳、痰、喘及肺部体征显著减轻，但未恢复到急性发作前水平，血常规正常；有效：发热减轻，咳、痰、喘及肺部体征好转，但程度不足显效，血常规未正常；无效：症状、体征及实验室检查均无改善。

【来源】郭淑丽，郭淑慧. 鱼腥草超声雾化吸入治疗慢性支气管炎急性发作 68 例. 时珍国医国药，2001，12（11）：1020－1020

温热量超短波疗法

取穴：肺俞　膻中

【用法】采用超短波电疗机，频率 40.68MHz，输出功率 200W，大号电极分别放置于肺俞穴和膻中穴。空隙为 5cm，输出电流强度为 180～200mA，每次治疗 20 分钟，每日 1 次，12 次为一疗程。

【功效】降逆化痰，止咳平喘。

【适应证】**慢性支气管炎。**

【疗效】临床以超短波治疗喘息型慢性支气管炎 100 例，临床控制 55 例，显效 40 例，有效 3 例，无效 2 例，总有效率 95%。

临床控制：咳、痰、喘、哮鸣音 4 项指标中有 3 项基本消失，另 1 项明显好转；显效：咳、痰、喘、哮鸣音 4 项中 3 项明显好转，或 2 项基本消失，2 项明显好转或好转，或 1 项基本消失，2 项明显好转，1 项好转；有效：咳、痰、喘、哮鸣音 4 项中 1 项明显好转，另 1 项明显好转或好转，或 2 项明显好转，或1项明显好转，另2项好转，或有3~4项好转；无效：咳、痰、喘、哮鸣音4项均无改变，或仅有1项好转，以及4项中有1项或1项以上加重，其余各项亦无好转者。

【来源】文水莲. 超短波治疗喘息型慢性支气管炎100例疗效观察. 湖南中医杂志，2000，16（2）：23-44

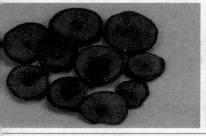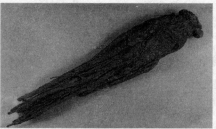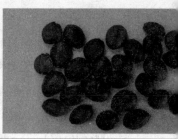

第四章

肺　　炎

　　肺炎是指肺泡腔和间质组织的肺实质感染，可由多种病原体引起，如细菌、真菌、病毒、寄生虫等，也可由放射线、化学物质、过敏因素等引起。临床上多数起病急骤，常有受凉淋雨、劳累、病毒感染等诱因。

　　医学上对肺炎进行了分类：①根据病理形态学分类：将肺炎分成大叶肺炎、支气管肺炎、间质肺炎及毛细支气管炎等。②根据病原体分类：细菌性肺炎，常见细菌有肺炎链球菌、葡萄球菌、嗜血流感杆菌等。病毒性肺炎，常见病毒如呼吸道合胞病毒、流感病毒、副流感病毒、腺病毒等。另外还有真菌性肺炎、支原体肺炎、衣原体肺炎等。③根据病程分类：分为急性肺炎、迁延性肺炎及慢性肺炎，一般迁延性肺炎病程长达 1~3 月，超过 3 个月则为慢性肺炎。

❀ 补肺化痰汤

黄芪 30g 党参 30g 葛根 30g 南沙参 北沙参各 15g 枇杷叶 15g 桔梗 10g 杏仁 10g 瓜蒌皮 10g 连翘 10g 枳壳 10g 丹参 15g 甘草 7g

【用法】水煎服，每天 2 次，每日 1 剂。

【功效】补气润肺化痰。

【适应证】**非感染性肺炎（气虚痰湿型）**。症见：咳嗽，痰色稀白或白黏，胸闷痛，气紧，不发热；查体：单肺或双肺中下野可闻及湿啰音；肺部 X 片见片状实变阴影；痰培养未发现病原微生物；血白细胞计数、中性粒细胞计数和淋巴细胞计数不增高。

【临证加减】痰黏难咯，或晨起咳痰黄白相间者，连翘增至 15g，并加天竺黄 30g；若咳痰稀白如泡沫、怯寒背冷者去南沙参、北沙参、瓜蒌皮，加陈皮 10g，紫苏叶 10g，甘草易炙甘草 7g；胸闷痛甚者加川芎 10g。

【疗效】以本方治疗非感染性肺炎 33 例，结果治愈 18 例（咳嗽、咳痰等临床症状和体征消失，肺部 X 片检查恢复正常），有效 11 例（咳嗽、咳痰等临床症状减轻，痰量减少，肺部 X 片检查阴影明显吸收），无效 4 例（症状、体征及肺部 X 片检查无明显改变）。

【来源】叶世龙. 补肺化痰汤治疗非感染性肺炎临床观察. 中国中医急症, 2006, 15 (10)：1077 - 1078

❀ 加味麻杏石甘汤

麻黄 6g 杏仁 10g 石膏 30g（先煎） 甘草 6g 黄芩 6g 鱼腥草 30g 连翘 10g 半夏 10g 陈皮 10g 白术 10g 黄芪 12g

【用法】水煎服，每天 2 次，每日 1 剂。

【功效】清热疏风祛邪。

【适应证】**老年性肺炎（外寒里热型）**。症见：咳嗽，咳痰色稀白或黄白相间，胸闷，伴或不伴气喘，可有发热，大便偏干，舌质偏红，苔薄白或黄白相间，脉浮数。血常规、影像学异常。

【疗效】以本方治疗老年性肺炎48例，结果治愈33例（临床症状、体征全部消失，实验室检验和病原菌检查转为阴性），显效6例（治疗前、后检查血常规、胸片、痰培养及药敏等3项以上消失，或明显改善），好转6例（治疗前、后检查血常规、胸片、痰培养及药敏等3项以下改善，但不显著），无效3例（维持原样或恶化）。

【来源】张清，郑艳，郑承铎. 加味麻杏石甘汤治疗老年性肺炎48例. 现代医药卫生，2005，21（13）：1711－1712

🪷 泻白散加减

桑白皮5g　地骨皮5g　鱼腥草5g　瓜蒌5g　连翘5g　黄芩3g
天竺黄6g　海蛤壳6g　苏子3g　莱菔子5g　粳米10g　甘草3g

【用法】每天1剂，水煎为150ml，按年龄分2~4次服用年龄越小则次数越多，以上为2岁的用量，根据年龄不同剂量可以加减。

【功效】清热化痰，止咳平喘。

【适应证】**小儿毛细支气管肺炎**（痰热壅肺型）。症见：咳嗽咳痰，咳痰黄白相间或黄痰，伴或不伴气喘，可有发热，大便偏干，舌质偏红，苔黄偏腻，脉滑数。

【疗效】以本方治疗小儿毛细支气管肺炎65例，结果显效43例（治疗72小时后，体温恢复正常，咳嗽、喘憋明显减轻，肺部喘鸣音和湿性啰音明显减少。胸部X线检查肺部炎症吸收好转，一般状况改善），有效16例（治疗5天后，患儿上述症状和体征明显减轻，一般状况改善。胸部X线检查肺部炎症吸收），无效6例（治疗5天后，上述症状体征无明显好转或加重）。

【来源】张涤. 泻白散加减治疗小儿毛细支气管肺炎65例临床观察. 中医药导报，2008，14（8）：32－44

🪷 宣痹汤

淡豆豉10g　炙甘草6g　竹叶6g　射干10g　通草6g　郁金10g
【用法】水煎服，每天2次，每日1剂。

【功效】宣肺解郁，清热，消炎，利咽，活血，降逆。

【适应证】**各型肺炎、以支气管肺炎为主**（风热犯肺型）。症见：咳嗽，痰偏黄，可有呼吸急促，有汗，口微渴，轻度烦躁，咽红，舌苔薄黄，舌尖红，血常规、影像学异常。

【临证加减】痰热壅肺（热重寒轻、咳嗽咳痰、胸闷痛、大便干结、舌红），上方加黄芩、大黄、白芥子；湿热郁阻（发热、咳嗽、咳黄痰、胸闷、恶心、便溏，舌红，苔黄腻），上方加苏叶、藿香、大黄；热郁少阳（时冷时热，咳嗽、咳痰、胸闷胁痛，恶心，口苦咽干，脉弦），上方加柴胡、黄芩、法半夏、生姜；风湿袭肺（畏寒发热，身痛，咳嗽不甚咽喉痛，舌红，苔薄黄，脉浮数），上方加荆芥、苏叶、黄芩；饮邪犯肺（畏寒、低热、咳白痰，胸闷、舌苔白滑），脉缓，上方加大枣、干姜、细辛。

【疗效】以本方治疗各型肺炎（以支气管肺炎为主）153例，结果治愈138例（X线胸片，查血细胞分析正常，肺炎体征和症状消失），有15例经配合西医而临床治愈（症状消失，血细胞分析正常，原肺部疾病仍存在）。

【来源】刘鹏．宣痹汤治疗肺炎153例．光明中医，2008，23（6）：768

🪷 麻杏瓜蒌汤

麻黄10g 杏仁10g 瓜蒌皮10g 葶苈子10g 贝母10g 黄芩10g 桔梗10g 半夏10g 鱼腥草15g 桑白皮10g 甘草6g

【用法】水煎服，每天2次，每日1剂。

【功效】清热解毒，宣肺化痰，宽胸止咳，利水消肿。

【适应证】肺炎（**热毒壅肺型**）。症见：发热、咳嗽、气急、胸痛等肺热症状，血常规、影像学异常。

【临证加减】痰热闭肺加生黄芩、山栀；痰湿蕴肺证如寒痰较重（痰黏白如泡沫、怯寒背冷）加细辛、干姜；脾虚加党参、白术；肝火犯肺证加山栀、丹皮、赤芍；肺阴亏耗证加沙参、麦冬、玉竹、天花粉；风燥伤肺证加桑叶、杏仁；动辄气短加蛤蚧、胡桃仁；邪陷正脱、心气不足者加生脉饮，汗出亡阳虚脱者加参附汤；肺性脑病者加安宫牛黄丸。

【疗效】以本方治疗肺炎106例，结果治愈82例（症状、体征消失，实验室及X线等检查恢复正常），好转20例（症状及体征、实验室检查等有所改善，X线检查肺部病灶未完全吸收），未愈4例（疗效未好转，患儿因并发心衰、肺性脑病而转用西药）。

【来源】王新娟．麻杏瓜蒌汤加减治疗肺炎106例分析．中医临床研究，2011，3

(24)：79-80

🪷 清肺汤

金银花　大青叶　鱼腥草　生石膏（先煎）　茜草根各20g　黄芩　赤芍各15g　板蓝根　白茅根各100g　大黄　桃仁各6g　杏仁　川贝（冲）　郁金　生大黄　生甘草各10g

【用法】水煎服，每天3次，每日1剂连服10剂，服药期间忌生冷、辛辣和油腻过多食物。

【功效】清热解毒，通腑泄热，宣开肺气，清热化痰，凉血止血，活络止痛。

【适应证】**肺炎（热毒壅肺型）**。症见：高热寒战，咳嗽气急，吐铁锈色痰，胸痛，小便短赤，大便干燥，舌质红，苔黄，脉滑数。肺实变体征，血象增高等为其特点。患侧胸部呼吸运动减低，语音震颤增强，叩诊为浊音，可闻及支气管呼吸音和湿性啰音。白细胞总数及中性粒细胞增高，胸部X线拍片发现患侧肺部有大片阴影。

【疗效】以本方治疗肺炎62例，结果治愈54例（症状体征消失、血象正常，胸部X线拍片肺部病变完全吸收者），显效3例（症状体征消失，血象正常，胸部X线拍片肺部病变明显吸收者），好转4例（症状体征明显减轻，血象偏高，胸部X线拍片肺部病变有所吸收者），无效1例（治疗后无变化者）。

【来源】王宗发，李灿，康静．复方清肺汤治疗肺炎62例．实用中医药杂志，2002，18（2）：27

🪷 小青龙汤加减

麻黄5~10g　桂枝10g　白芍10g　细辛5g　法半夏10g　干姜10g　五味子10g　炙甘草7g　鱼腥草30g　黄芩15g　杏仁10g

【用法】水煎服，每天2次，每日1剂。

【功效】解表发汗散寒，镇咳祛痰逐饮，解痉止喘。

【适应证】**肺炎（风寒束肺型）**。症见：咳嗽咯痰，胸闷气喘、发热，肺部可听到湿啰音。

【临证加减】寒痰黏稠加白芥子、紫苏子、旋覆花各10g，去黄芩、白芍；痰热郁肺加石膏、川贝母各15g，去干姜，桂枝、细辛；体虚加人参、白术、当归、熟地黄各10g，去黄芩、麻黄。

【疗效】以本方治疗肺炎89例，结果治愈72例（症状体征消失，X线复查正常）。

【来源】詹锐文. 小青龙汤加减治疗肺炎89例. 河北中医, 1998, 20 (2)：114

❀ 二桑二仁清肺汤

冬桑叶12g　桑白应12g　瓜蒌仁13g　杏仁12g　太子参15g　鱼腥草30g　象贝母12g　茯苓15g　竹叶6g　陈皮9g　大麦冬15g　生甘草5g

【用法】水煎服，每天2次，每日1剂。

【功效】疏风清热，宣肺化痰。

【适应证】肺炎（风热犯肺型）。症见：咳嗽，痰偏黄，可有呼吸急促，有汗，口微渴，轻度烦躁，咽红，舌苔薄黄，舌尖红，血常规、影像学异常。

【临证加减】身热甚者（39℃以上）加石膏、知母；口渴、舌红、伤阴津者加天花粉、南沙参；胸痛气促者加苏梗；大便干结者加生大黄；恶心呕吐者加竹茹。

【疗效】以本方治疗肺炎68例，结果痊愈28例（体温正常，咳嗽咯痰、胸痛消除，肺部啰音消失，血白细胞总数正常，胸片提示肺炎吸收），显效25例（体温正常，偶咳嗽、咯痰，胸痛大减，肺部啰音消失，胸片提示炎症基本吸收. 血白细胞总数正常），好转15例（体温正常，咳嗽痰黄、胸痛诸症好转，肺部呼吸音略低，血白细胞总数正常，胸片提示炎症部分吸收）。

【来源】王尚惠. 二桑二仁清肺汤治疗肺炎68例. 甘肃中医学院学报, 1994, 11 (4)：11-12

❀ 肺炎平喘汤

鱼腥草15g　当归　熟地黄各12g　青黛　射干　葶苈子　杏仁　瓜蒌　虎杖　苏子　莱菔子各6g　细辛　炙麻黄　甘草　干姜　五味子各3g

【用法】药物制汤剂200ml，3岁以下每次10ml，3～5岁每次20ml，5～7

岁每次 30ml，均每天 3 次。治疗期间均停服其他药物，2 周为一疗程。

【功效】清热解毒，止咳平喘，清肺化痰，温肺化饮，活血通络，降气除痰。

【适应证】**毛细支气管炎（痰热蕴肺型）**。症见：咳嗽咳痰，咳痰黄白相间或黄痰，伴或不伴气喘，可有发热，大便偏干，舌质偏红，苔黄偏腻，脉滑数。

【疗效】以本方治疗毛细支气管炎 200 例，共治疗 2 个疗程。结果痊愈 150 例（哮喘平息，听诊两肺哮鸣音消失），显效 42 例（哮喘平息，听诊两肺哮鸣音消失），未愈 8 例（哮喘发作症状无改善）。

【来源】张冬梅，马海燕，董玉红. 肺炎平喘汤治疗毛细支气管炎 200 例. 陕西中医，2006，27（8）：905－906

华盖散合二陈汤

麻黄 3～10g　杏仁 3～10g　甘草 3～10g　苏子 3～10g　桑白皮 3～10g　制半夏 3～10g　陈皮 3～10g　茯苓 3～10g

【用法】水煎服，每天 2 次，每日 1 剂。

【功效】宣肺解表，祛痰止咳平喘。

【适应证】**支气管肺炎（风寒犯肺型）**。症见：发热、咳嗽、喘促；重者可有气急、口唇青紫、面色苍白、嗜睡等症状，发病前 1～3 天有咳嗽，流涕，发热等上感症状。

【临证加减】恶寒发热者加生石膏 10～30g，与麻黄、杏仁、甘草取麻杏甘石汤之意，辛凉透表，宣肺平喘；咽充血者加蝉蜕、僵蚕各 3～10g，清热利咽；痰多者加川贝母 3～10g，润肺化痰、止咳平喘；便干者加桃仁、当归各 3～10g，润肠通便；纳差者加砂仁 3～6g，麦芽 3～10g，消食化积、健脾化湿。

【疗效】以本方治疗支气管肺炎 120 例，结果痊愈 101 例（症状体征均恢复正常，X 线胸片提示实变影全部消失），好转 13 例（咳喘明显好转，X 线胸片提示实变影未完全吸收），无效 6 例（症状体征无改善或加重，X 线胸片提示实变影未改善）。

【来源】贾宏全. 华盖散合二陈汤治疗支气管肺炎 120 例. 光明中医，2011，26（5）：956－957

化痰三仁汤

薏苡仁 18g　桑白皮　连翘　瓜蒌各 15g　苦杏仁　滑石各 12g
清半夏　贝母各 10g　白蔻仁　通草　竹叶　厚朴　甘草各 6g

【用法】水煎服，每天 2 次，每日 1 剂。

【功效】宣上畅中渗下，清热，解毒，化痰，止咳透表祛风。

【适应证】**支气管肺炎（湿热内壅型）**。症见：头晕头痛，或头胀重，恶寒发热，或热势不扬，无汗或少汗，偶咳，或咳嗽气促，痰多质黏、厚或稠黄，咳吐不爽，胸闷泛恶或胸痛，舌红苔黄腻，脉濡数或滑数。实验室检查：血象异常，胸透或胸片异常。

【疗效】以本方治疗肺炎 36 例，结果治愈 19 例（主要症状、体征完全或基本消失，胸片显示肺部炎症吸收或吸收≥90%），显效 8 例（主要症状、体征基本消失，胸片显示肺部炎症吸收≥70%），有效 6 例（症状、体征好转减轻，胸片显示肺部炎症吸收≥30% 而 <70%），无效 3 例（症状、体征均无变化或加重，胸片显示肺部炎症吸收 <30% 或未吸收）。

【来源】冯崇正．化痰三仁汤治疗肺炎 36 例．陕西中医，2011，32（9）：1158 － 1159

止嗽散加减

白前 12g　紫菀 12g　荆芥 12g　百部 15g　陈皮 10g　甘草 3g　桔梗 10g

【用法】水煎服，每天 2 次，每日 1 剂。

【功效】宣肺疏风，止咳化痰。

【适应证】**老年人肺炎（风寒束肺型）**。症见：咳嗽，咳痰稀白，发热不高，无汗，恶寒，可有呼吸急促，舌苔薄白，舌质淡红，脉浮紧，血常规、影像学异常。

【临证加减】夏暑季伤肺，口渴心烦溺赤者，加黄连 6g，黄芩 10g，款冬花 15g；湿气生痰，痰涩稠黏者，加半夏 10g，天花粉 15g，桑白皮 15g；燥邪伤肺，干咳无痰者，加瓜蒌 15g，川贝母 12g。

【疗效】以本方治疗老年人肺炎 84 例，结果治愈 69 例（症状、体征消失，体温、血常规恢复正常，X 线复查肺部炎症完全吸收），显效 11 例（症状体征大部分消失，体温、血常规基本恢复正常，X 线复查肺部炎症大部分吸收），无效 4 例（症状体征无改善或加重）。

【来源】李林生．止嗽散加减治疗老年人肺炎 84 例临床观察．社区中医药，2011，13（4）：118

✿ 甘露消毒丹

白蔻仁 15g　黄芩 15g　藿香 15g　薄荷 10g　连翘 20g　浙贝母 15g　黄芩 15g　茵陈 15g　射干 10g　木通 10g　滑石 20g

【用法】水煎服，每天 2 次，每日 1 剂。

【功效】清热解毒，芳化渗湿。

【适应证】暑季肺炎（暑湿犯肺型）。症见：发热，面如油垢，咳嗽，咯痰，痰白或黄，倦怠，胸闷，腹胀，神志昏蒙，小便短赤，舌苔黄腻，脉象濡数，或见咽肿、斑疹、黄疸、泻利、淋浊等。病情缠绵难愈，一般清肺化痰等治疗方法难以奏效，血常规、影像学异常。

【疗效】以本方治疗暑季肺炎 23 例，结果临床治愈 10 例（发热，咳嗽，咯痰，痰白或黄，倦怠，胸闷，腹胀，小便短赤症状消失，证候积分减少 ≥ 95%），显效 9 例（发热已退，咳嗽，咯痰，痰白或黄，倦怠，胸闷，腹胀，小便短赤症状改善或基本消失，证候积分减少 ≥ 70%），有效 1 例（发热已退，咳嗽，咯痰，痰白或黄，倦怠，胸闷，腹胀，小便短赤症状有所改善，证候积分减少 ≥ 30%），无效 3 例（发热不退，咳嗽，咯痰，痰白或黄，倦怠，胸闷，腹胀，小便短赤症状无改善，证候积分减少不足 30%）。

【来源】赵东凯，王檀．应用甘露消毒丹治疗暑季肺炎 46 例临床观察．中国医药指南，2011，9（24）：125 - 126

✿ 小青龙汤加石膏汤

麻黄 3g　芍药 8g　细辛 2g　干姜 6g　炙甘草 3g　桂枝 6g　五味子 6g　法半夏 6g　石膏 8g　黄连 3g　黄柏 5g　黄芩 10g　香豉 6g　栀子 6g

【用法】水煎服，每天 2 次，每日 1 剂。

【功效】解表散寒，温肺散饮。

【适应证】小儿肺炎（**风寒犯肺型**）。症见：一般以痰、热、咳、喘、煽为主要表现，多表现为高热，痰多，甚则呼吸困难而导致口唇发绀，血常规、影像学异常。

【临证加减】如壮热汗出、烦渴甚者，宜加重石膏15g，加入知母6g；大便秘结者加大黄3g；痰多黄稠者，加重半夏用量10g，加瓜蒌8g，浙贝母6g降气；气急者加葶苈子6g，枇杷叶8g。

【疗效】以本方治疗小儿肺炎48例，结果治愈37例（症状消失，体温恢复正常，肺部啰音消失，X线复查肺部病灶吸收，血象恢复正常），好转9例（症状减轻，肺部啰音减少，X线复查肺部病灶未完全吸收），无效2例（无效：症状及体征均无改善或恶化）。

【来源】文志南，谭凤. 小青龙汤加石膏汤治疗小儿肺炎48例临床观察. 中医药导报，2012，18（1）：47-48

🪷 清肺化痰汤

　　黄芩6g　桑白皮10g　地骨皮10g　黛蛤散10g　浙贝母10g　瓜蒌皮12g　桔梗10g　射干10g　百部10g　紫菀10g　鱼腥草15g

【用法】每剂药煎2次。共为300ml，分3次饭后1小时服用，7~12岁服1/2量，7岁以下服1/3量。5天为1个疗程。

【功效】清肺化痰。

【适应证】小儿肺炎（**痰热蕴肺型**）。症见：发热，剧烈咳嗽、痰黏咽痛、舌红苔黄腻、脉滑数，血常规、影像学异常。

【临证加减】初起有发热、汗出表证者去桑白皮、地骨皮、黛蛤散，加桑叶10g、菊花10g；高热加石膏30g、知母10g、芦根30g；胸骨下痛加郁金10g；痰中带血丝如白茅根30g、焦山栀10g；痰黏难咯加鲜竹沥30ml。

【疗效】以本方治疗小儿肺炎69例，结果治愈56例（症状及体征消失，实验室及X线检查恢复正常），好转11例（症状及体征、实验室检查有所改善，X线检查肺部病灶未完全吸收），未愈2例（病情未见好转）。

【来源】钟坚. 清肺化痰汤治疗支原体肺炎69例. 实用中西医结合杂志，1998，11（3）：249

🪷 黄连秦虎汤

黄芩 15g　连翘 10g　柴胡 15g　秦皮 20g　虎杖 15g　金银花 30g
白芍 20g　百合 20g　钩藤 15g　丹参 30g　鱼腥草 15g　甘草 5g

【用法】水煎服，每天 2 次，每日 1 剂。

【功效】清热解毒，调和营卫，润肺化痰。

【适应证】**支原体肺炎（热毒蕴肺型）**。症见：多见发热或高热持续，烦渴引饮，口干唇裂，气促喘粗，鼻煽咳嗽，舌质红或绛，苔少或黄干，脉数大，血常规、影像学异常。

【临证加减】热盛伤阴者加石膏、沙参、麦冬、桑白皮、川贝母、丹皮等清热润肺；痰热壅肺者加瓜蒌、杏仁、陈皮、天竺黄；肺肾气虚者加人参、黄芪、山茱萸肉。

【疗效】以本方治疗支原体肺炎 56 例，结果显效 32 例［临床症状消失，肺支原体抗体检测（－）］，有效 18 例［临床症状基本消失，肺支原体抗体检测（±）］，无效 6 例［临床症状无明显改善，肺支原体抗体检测仍为（＋）］。

【来源】李世杰，姬广丽. 黄连秦虎汤治疗支原体肺炎 56 例. 中国中医急症，2009，18（4）：622－623

🪷 加味桑白皮汤

桑白皮 15g　半夏 4g　苏子 10g　杏仁 6g　浙贝母 4g　黄芩 6g
黄连 2g　栀子 6g　苇茎 20g　僵蚕 6g　瓜蒌 15g

【用法】水煎服，每天 2 次，每日 1 剂。

【功效】清热宣肺，镇咳化痰。

【适应证】**支原体肺炎（痰热蕴肺型）**。突出表现为剧烈而频繁的咳嗽，部分患儿可出现类似百日咳样痉咳，临床症状重而体征相对较轻。

【疗效】以本方治疗支原体肺炎 31 例，结果全部病例经治疗 1～2 个疗程均达到临床治愈，其中退热时间平均为 4 天，咳嗽消失时间平均 6 天，肺部干湿啰音消失时间平均为 6 天，咽部红肿消退时间平均为 5.5 天，X 线检查肺部阴影消失时间平均为 8 天。

【来源】孙雄，林庆辉. 加味桑白皮汤治疗支原体肺炎 31 例. 福建中医药，2003，

34（2）：48

黄连解毒汤合苇茎汤

黄连 15g　黄芩 25g　黄柏 15g　栀子 15g　天竺黄 10g　天花粉 20g　浙贝母 15g　瓜蒌仁 20g　芦根 50g　桃仁 15g　冬瓜子 15g　薏苡仁 30g

【用法】水煎服，每天 2 次，每日 1 剂。

【功效】清肺化痰，泻火解毒。

【适应证】**肺炎（热毒聚肺型）**。症见：高热、咳嗽、咯痰、痰白或黄或黏稠或带脓血、恶寒或寒战、胸痛、气喘、口渴，甚则出现壮热、颜面潮红、烦躁不安、神昏谵语等症。

【疗效】以本方治疗肺炎（热毒聚肺型）19 例，结果临床治愈 12 例（高热、咳嗽、咯痰、痰白或黄或黏稠或带血、恶寒或寒战、胸痛、气喘症状消失，证候积分减少≥95%），显效 5 例（高热已退，咳嗽、咯痰、痰白或黄或黏稠或带血、恶寒或寒战、胸痛、气喘症状改善或基本消失，证候积分减少≥70%），好转 1 例（高热已退，体温正常，咳嗽、咯痰、痰白或黄或黏稠或带血、恶寒或寒战、胸痛、气喘，症状有所改善，证候积分减少≥30%），无效 1 例（高热不退，咳嗽、咯痰、痰白或黄或黏稠或带血、恶寒或寒战、胸痛、气喘症状无改善，证候积分减少不足 30%）。

【来源】赵东凯，王檀. 应用黄连解毒汤合苇茎汤治疗肺炎（热毒聚肺型）38 例临床观察. 中国医药指南，2011，9（25）：124 - 125

三拗汤合止嗽散

麻黄　杏仁　荆芥　桔梗　陈皮　紫菀　白前　甘草

【用法】每次加水 300ml，文火煎，第一次 10 分钟，第二次 20 分钟，第三次 25 分钟；3 次滤液和匀，分 4 次 1 日服尽，3 天为一疗程。

【功效】祛风化痰，宣肺止咳。

【适应证】**支原体肺炎（风寒犯肺型）**。症见：咳嗽，咳痰稀白，发热，头病，无汗，恶寒，厌食、恶心、呕吐，可有呼吸急促，舌苔薄白，舌质淡红，脉浮紧。X 线所见远较体征为显著；外周血 WBC 大多在正常范围或稍低，患者血沉增快。

【临证加减】偏风热者，加银花、连翘清热解毒；头痛加野菊花；偏风寒者，加桑白皮、地骨皮类性寒药可润肺化痰；痰多咳而黏，苔腻者，加半夏、厚朴、茯苓以燥湿化痰；咯痰黄黏，便秘者加川贝母，瓜蒌、鱼腥草、大黄以清热化痰；多汗加黄芪；喘甚加款冬花以宣肺定喘；痰黏不易咯出可加莱菔子、苏子、白芥子即三子养亲汤治疗，重在化痰；在恢复期，多正虚邪恋，气阴两伤，加沙参，麦冬、生地以滋阴养肺健脾。

【疗效】以本方治疗肺炎 22 例，结果痊愈 17 例（X 线检查、血清冷凝集试验，血沉 WBC 均正常，临床症状消失），好转 5 例（症状好转，体征消失 X 线检查，血清冷凝试验，血沉 WBC 均改善）。

【来源】薛梅. 三拗汤合止嗽散治 22 例支原体肺炎临床体会. 内蒙古中医药，2011，(11)：11

🏵 金银花芩贝汤

金银花 20g　黄芩 15g　杏仁 10g　瓜蒌 20g　桑叶 10g　前胡 10g　桔梗 10g　百部 10g　紫菀 10g　沙参 15g　川贝母 7g（冲服）　半夏 10g　甘草 8g

【用法】水煎服，每天 2 次，每日 1 剂。

【功效】清肺解表，养阴润燥，化痰止咳。

【适应证】**支原体肺炎（痰热蕴肺型）**。症见：咳嗽，痰偏黄，喘憋，痰鸣，腹胀，胸满，发热无汗或少汗，烦躁不安，舌苔黄腻，舌质红，脉滑。血常规、影像学异常。

【疗效】以本方治疗支原体肺炎 87 例，结果治愈 84 例（临床症状及体征消失，X 线检查病变基本吸收），好转 3 例（临床症状及体征明显改善，X 线检查病变大部吸收）。

【来源】苗良. 金银花芩贝汤治疗支原体肺炎 87 例. 实用中西医结合临床，2008，8(4)：51 - 52

🏵 清金化痰汤加减

黄芩 15g　桑白皮 15g　山栀 10g　桔梗 10g　麦冬 15g　知母 10g

瓜蒌仁10g 橘红6g 茯苓10g 浙贝母10g 紫菀15g 甘草3g

【用法】水煎服，每天2次，每日1剂。

【功效】祛邪清热，化痰止咳。

【适应证】**肺炎（痰热蕴肺型）**。症见：咳嗽，咳痰色稀白或黄白相间，胸闷，伴或不伴气喘，可有发热，大便偏干，舌质偏红，苔薄白或黄白相间，脉浮数。

【临证加减】痰黄脓或腥臭，酌加鱼腥草、薏苡仁、蒲公英。便秘，口干，舌红少津，有痰热伤津者，加南沙参、玄参、天花粉。身热烦躁者，加生石膏、知母。

【疗效】以本方治疗肺炎40例，结果痊愈28例（症状、体征完全消失，实验室检查恢复正常，X线检查肺部阴影完全吸收），好转10例（症状、体征明显减轻，体温恢复正常，X线检查肺部阴影大部分吸收），无效2例（症状、体征，及X线检查肺部阴影无明显改善）。

【来源】欧江琴，谌洪俊．清金化痰汤加减治疗社区获得性肺炎40例的疗效观察．贵阳中医学院学报，2009，31（4）：33－34

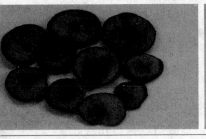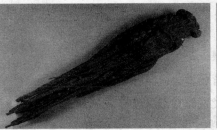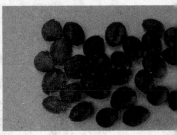

第五章

支气管扩张症

支气管扩张症多见于儿童和青年。大多继发于急、慢性呼吸道感染和支气管阻塞后，反复发生支气管炎症，致使支气管壁结构破坏，引起支气管异常和持久性扩张。临床表现为慢性咳嗽、咳大量脓痰和（或）反复咯血。近年来随着急、慢性呼吸道感染的恰当治疗，其发病率有减少趋势。

根据反复咯脓痰、咯血的病史和既往有诱发支气管扩张的呼吸道感染病史，高分辨 CT 显示支气管扩张的异常影像学改变，即可明确诊断为支气管扩张。纤支镜检查或局部支气管造影，可明确出血、扩张和阻塞的部位。还可经纤支镜进行局部灌洗，采取灌洗液标本进行涂片、细菌学和细胞学检查，进一步协助诊断和指导治疗。

支气管扩张症一般属于中医学"咳嗽""咯血"、"肺痈"的范畴。其病位在肺、肝，后期累及心、肾。中医学认为本病以痰、火、瘀为主要病理表现。

黛蛤散

青黛12g 海蛤粉12g 黄芩10g 桑白皮15g 白及15g 紫菀12g 杏仁12g 款冬花12g 百部12g

【用法】每日1剂，水煎汁300ml，分2次口服。

【功效】清肺泻肝，止咳化痰。

【适应证】**支气管扩张咯血**。

【临证加减】肺热壅盛加黄连10g，全瓜蒌15g，桔梗6g；肝火犯肺加地骨皮15g，山栀10g；阴虚内热，肺络灼伤加生地15g，白芍12g，党参15g；咯血不止者加三七粉（冲）6g，大蓟20g，阿胶（烊）10g。

【疗效】以本方治疗支气管扩张咯血35例，痊愈（1周内出血停止，2周内无再出血者）32例，有效（1周内出血基本控制，偶见痰中带血或1周内出血明显减少）2例，无效（咯血经治1周，出血未见减少）1例，总有效率97.2%。

【来源】徐杰，王莉莉．黛蛤散加味治疗支气管扩张咯血疗效观察．中医药学刊，2006，24（1）：163

支扩方

活水芦根（去根）60g 生薏苡仁30g 冬瓜仁15g 桃仁15g 紫菀9g 白前9g 桔梗6g 生甘草6g

【用法】水煎服，每天2次，每日1剂。

【功效】清热，祛痰，止咳。

【适应证】**支气管扩张症（痰热郁肺证）**。症见：肺痈，咳嗽气急，咯吐臭痰或脓血，胸脘胀满，脉滑数，舌红苔黄。

【临证加减】痰湿阻肺型，加陈皮、半夏、茯苓；痰火蕴肺型加黄芩、地骨皮、知母；阴虚肺燥型，加百合、麦冬、生地黄；肝火犯肺型，加桑白皮、青黛、蛤蚧粉；气虚血瘀型，加当归、丹参、赤芍；咯血者，加仙鹤草、藕节、旱莲草。

【疗效】以本方治疗支气管扩张症30例，显效（1周内痰量明显减少、痰色转白，2周内基本无咳痰、咯血）23例，有效（2周内痰量减少，偶有黄脓痰或痰中带血）6例，无效1（经治2周，咳痰未见明显减少或仍有痰中带血），总有效率96.17%。

【来源】许金泉．清热祛痰止咳法治疗支气管扩张症30例．浙江中医药大学学报，2009，33（1）：68

❀ 补中益气汤合麦门冬汤

生黄芪30g　白术10g　柴胡10g　陈皮10g　三七6g（冲服）　麦冬30g　淮小麦30g　北沙参30g　红枣6枚　薄荷10g　荆芥穗15g　川楝子10g　桑白皮30g　地骨皮30g　夏枯草15g　金荞麦根20g　茜草炭20g　花蕊石20g　藕节炭30g　制大黄10g　白及30g

【用法】水煎服，每天2次，每日1剂。

【功效】补中益气，清热养阴，摄血祛瘀。

【适应证】**支气管扩张症（肺脾两虚、肝火犯肺、气阴不足）**。症见：咯血痰，痰黄稠脓性，带腥臭味，血色鲜红，痰多血少，日约20口，活动后胸闷、气喘，静止时则无，怕冷，纳差，小便正常，大便干结，舌质暗红，整体脉虚，右关弦滑，左关弦。

【来源】王丽华．洪广祥治疗支气管扩张症经验介绍．中华中医药杂志，2007，22（1）：50

❀ 北芪生脉散

黄芪20g　党参15g　麦冬20g　五味子6g　三七末3g（冲服）　败酱草20g　浙贝15g　海蛤壳15g　桔梗10g　当归9g　百合15g　玄参15g　白及3g

【用法】水煎服，每天2次，每日1剂。

【功效】益气养阴，清热化痰。

【适应证】**支气管扩张症（肺脾两虚，痰热壅肺，瘀热入络）**。症见：咳脓痰，口干，口不苦，舌质淡、苔白，脉细弦。

【来源】刘慧．林琳治疗支气管扩张的临证经验．四川中医，2005，23（1）：1

泻白散合清燥救肺汤

桑白皮 10g　地骨皮 10g　桑叶 10g　胡麻仁 15g　阿胶 15g（另烊冲兑）　麦冬 15g　枇杷叶 15g　杏仁 10g　石膏 30g（先煎）　太子参 30g　薏苡仁 15g　鱼腥草 30g　芦根 18g　瓜蒌皮 30g　甘草 6g

【用法】先用水 500ml 浸泡 30 分钟，头煎水沸后以慢火煎 30 分钟取药液，再加水，水沸后慢火煮约 15 分钟，两次药汁合并约 400ml，分 2 次早晚饭后温服。

【功效】清热，养阴，润燥。

【适应证】支气管扩张症（阴虚痰热）。

【临证加减】咯血为主症者，加紫草 10g，仙鹤草 30g，侧柏叶 30g；肺热壅盛型，加黄芩 15g，青天葵 10g；肝火盛者，加羚羊骨 15g（先煎），海蛤壳 30g（先煎）；阴虚肺热型，加知母 10g，百合 20g。

【疗效】以本方治疗支气管扩张症 35 例，症状控制 9 例，显效 15 例，有效 9 例，无效 2 例，总有效率 94.3%。

【来源】陈茹琴，梁兆球. 泻白散合清燥救肺汤加味治疗支气管扩张症 35 例临床观察. 中医药导报，2006，12（7）：22

白虎清热凉血汤

生石膏 60~100g（先煎）　知母 15g　黄芩 15g　侧柏叶 15g　绞股蓝 30g　苏条参 20g　浙贝母 15g　地骨皮 30g　生地黄 20g　山药 20g　粳米 30g　茯苓 20g　枳实 15g　陈皮 15g　甘草 10g

【用法】每天 1 剂，三煎共取汁约 500ml，分 3 次于饭后 1 小时温服。

【功效】清热化痰，凉血止血，健运脾胃。

【适应证】支气管扩张咯血（痰热蕴肺型）。

【疗效】以本方治疗支气管扩张咯血 32 例，显效（1 周内咯血停止，余症基本消失）27 例，有效（1 周内咯血基本控制，偶尔痰中带血或 1 周内咯血明显减少，余症减轻）4 例，无效（经治 1 周，咯血未见减少）1 例，总有效率 96.87%。

【来源】范德斌，秦雪屏，白红华，等. 白虎清热凉血汤治疗支气管扩张咯血 32 例. 中国中医急症，2009，18（3）：445

🪷 健脾清肺宁络方

党参 12g　苍术 10g　白术 10g　橘红 6g　沉香 4g　姜半夏 10g　制大黄 6g　黄芩 10g　青礞石 20g　侧柏叶 15g　金银花 15g　炙甘草 5g　白茅根 30g　鲜竹沥 50ml（冲服）

【用法】水煎服，每天 2 次，每日 1 剂。

【功效】健脾清肺，抑木宁络。

【适应证】**支气管扩张症**（痰热蕴肺，肺虚失濡，**脾虚肝旺**）。

【疗效】以本方治疗支气管扩张症 46 例，临床控制 14 例，显效 18 例，有效 10 例，无效 4 例，总有效率 91.3%。

【来源】史锁芳，王德钧，夏俊等."健脾清肺宁络方"治疗支气管扩张症 46 例临床观察.江苏中医药，2007，39（11）：30

🪷 补络补管汤

生龙骨 30g（打碎先煎）　生牡蛎 30g（打碎先煎）　三七粉 6g（冲服）　紫菀 10g　阿胶 10g（烊化）　花蕊石 10g　钟乳石 15g　生赭石 15g（先煎）　丝瓜络 10g　冬瓜仁 15g

【用法】水煎服，每天 2 次，每日 1 剂。

【功效】活血止血，祛瘀通络。

【适应证】**支气管扩张咯血**。

【疗效】以本方治疗支气管扩张症 18 例，临床治愈（咯血控制，症状与体征消失）12 例，有效（咳嗽、咳痰症状改善，咯血量明显减少或带少量血丝）5 例，无效（咯血量较前无变化甚至加重，大咯血 24 小时未控制）1 例，总有效率 94.5%。

【来源】莫江峰.补络补管汤化裁治疗支气管扩张咯血 18 例.中国煤炭工业医学杂志，2008，11（10）：1596

🪷 加味泻心汤

大黄 6~15g　黄连 10g　黄芩 10g　白及 10g　地榆 10g　小蓟 15g　仙鹤草 15g　白茅根 15~30g

【用法】水煎服，每天2次，每日1剂。

【功效】泻火解毒，凉血止血。

【适应证】**干性支气管扩张咯血（火盛气逆，灼伤血络）。**

【临证加减】咳嗽甚者，加百部10g，枇杷叶10g，杏仁10g，前胡10g；咯血量每次超过100ml以上者，加赤芍10g，藕节10g，丹皮10～15g；伴发热或咳痰黄稠，加金银花15g，连翘15g，鱼腥草15～30g。

【疗效】以本方治疗干性支气管扩张咯血63例，临床治愈（1周内出血停止，2周内无再出血。出血伴随症状基本消失）63例。3～5天治愈25例，6～10天治愈31例，11～15天治愈7例，平均治愈时间8.1天。

【来源】熊晶辉．刘汉波．刘亚玲．加味泻心汤治疗干性支气管扩张咯血63例临床观察．华西医学，2009，24（12）：3200

清肺止血汤

海蛤壳30g（先煎） 鱼腥草30g 桑白皮15g 白及15g 紫珠草15g 仙鹤草15g 炙枇杷叶15g 天花粉15g 北杏仁10g 制胆星10g 浙贝10g 三七末3g

【用法】水煎服，每天2次，每日1剂。

【功效】清肺化痰，祛瘀止血。

【适应证】**支气管扩张症合并感染。**

【临证加减】肺热壅盛型（咯血鲜红，或痰血相兼，咳吐黄痰，胸闷气急，口渴心烦，或伴发热，舌红苔黄，脉滑数），加蒲公英15g，黄芩15g；肝火犯肺型（咯血鲜红，甚或从口涌出，咳嗽气逆，胸胁引痛，或烦躁易怒，口苦，目赤，舌红苔黄，脉弦数），加青黛粉5g，栀子10g；阴虚肺热型（血色鲜红，反复发作，咳嗽痰少，或干咳无痰，潮热盗汗，五心烦热，两颧发红，口苦咽干，少苔或无苔，脉细数），加地骨皮15g，北沙参20g。

【疗效】以本方治疗支气管扩张合并感染58例，临床控制（1周内咯血停止，2周内未再咯血，咯血伴随症状基本消失）32例，显效（1周内咯血基本控制，偶见痰中带血，咯血伴随的主要症状基本消失）17例，有效（1周内咯血量减少，咯血伴随的主要症状有所改善）7例，无效（咯血经治疗1周，或中、重度咯血经治疗1天，咯血无好转甚至加重，咯血伴随症状无改善或加重）2例，总有效率96.6%。

【来源】邓国安，杨京华. 清肺止血汤治疗支气管扩张合并感染 58 例. 陕西中医，2008，29（8）：954

🪷 镇肝熄风汤

牛膝 20g　赭石 20g　龙骨 20g　牡蛎 20g　龟板 10g　杭白芍 30g

玄参 10g　天冬 10g　川楝子 10g　麦芽 10g　茵陈 10g　生甘草 5g

【用法】水煎服，每天 2 次，每日 1 剂。

【功效】镇肝熄风，滋阴潜阳。

【适应证】**支气管扩张症。**

【疗效】以本方治疗支气管扩张 30 例，临床治愈（慢性咳嗽、咳脓痰症状消失，无发热、胸痛、咯血）2 例，显效（慢性咳嗽、咳脓痰症状改善或基本消失，无发热、胸痛、咯血）9 例，有效（慢性咳嗽、咳脓痰有所改善，无发热、胸痛、咯血）15 例，无效（慢性咳嗽、咳脓痰症状无改善，伴发热，或胸痛，或咯血）4 例，总有效率 83.33%。

【来源】赵东凯，王檀. 应用镇肝熄风汤治疗支气管扩张 60 例临床观察. 中国医学工程，2012，18（4）：140

🪷 清金化痰汤

黄芩 12g　山栀子 12g　知母 15g　桑白皮 15g　瓜蒌 15g　贝母 9g

麦冬 9g　陈皮 9g　茯苓 9g　桔梗 9g　甘草 3g

【用法】每天 1 剂，每剂煎水 600ml，每次 200ml，每日 3 次。

【功效】化痰止咳，清热润肺。

【适应证】**支气管扩张症伴感染。**

【疗效】以本方治疗支气管扩张伴感染 36 例，症状体征明显好转者 27 例，稍有好转者 6 例，无好转 3 例，总有效率 91.17%。

【来源】陈新，车德亚，温明超. 清金化痰汤治疗支气管扩张伴感染 36 例临床观察，四川中医. 2009，27（8）：90

🪷 血府逐瘀汤加减

当归 10g　桃仁 10g　生地 10g　川芎 10g　赤芍 10g　柴胡 8g　陈

皮 10g　茯苓 20g　枇杷叶 10g　玄参 15g　麦冬 15g　百部 10g　甘草 6g　白及 15g　川贝母 15g

【用法】水煎服，每天 2 次，每日 1 剂。

【功效】活血凉血，理气化痰。

【适应证】**支气管扩张咯血（痰瘀阻肺）**。

【疗效】以本方治疗支气管扩张并咯血 34 例，显效（3 日内咯血停止，其他伴随症状好转）23 例，有效（5 日内咯血停止，其他临床症状好转）10 例，无效（5 日后咯血未停止或其他临床症状无改变或加重）1 例，总有效率 97.06%。

【来源】张锦华．血府逐瘀汤加减治疗支气管扩张并咯血临床观察．湖北中医杂志，2010，32（10）：33

🪷 附子理中汤加减

制附子 20g（先煎）　人参 20g　白术 15g　干姜 20g　茯苓 15g　姜半夏 15g　血余炭 15g

【用法】水煎服，每天 2 次，每日 1 剂。

【功效】辛温扶阳，解表透邪。

【适应证】**支气管扩张咯血（阳气虚衰，外感风寒）**。症见：面色苍白晦暗，疲倦，少气懒言，咯血，色暗红，平素痰多黄黏，有时呈绿色、腥臭，畏寒，时午后潮热，喜热饮，饮食睡眠欠佳，便溏，舌质淡白胖，苔白腻，脉沉弦芤。

【来源】宋延霞．辛温扶阳法治疗支气管扩张并咯血 1 例．中国中医急症，2010，19（8）：1438

🪷 清热凉血止血方

黛蛤散 15g　栀子 10g　瓜蒌 30g　枳壳 10g　海浮石 15g　仙鹤草 10g　百合 15g　百部 10g　茜草 10g　桑叶 10g

【用法】上方加水 800ml，煎取 400ml，每日 1 剂，分早晚 2 次服用。

【功效】清热，凉血，止血。

【适应证】**支气管扩张咯血**。

【临证加减】肝火犯肺者，加龙胆草10g，代赭石30g；阴虚火旺者，加地骨皮15g，生地黄30g；痰热壅肺者，加黄芩10g，鱼腥草30g；气虚血瘀者，加生黄芪30g，三七粉3g。

【疗效】以本方治疗支气管扩张咯血30例，显效（无咯血或痰中带血，咳嗽消失或减轻90%以上，咳痰在20ml以下，痰色由黄变白，不发热，肺部湿啰音基本消失）18例，好转（咯血减少50%以上，咳嗽减轻30%以上，痰已降至原痰量的40%~50%，不发热，肺部湿啰音减少）10例，无效（症状及体征无改善）2例，总有效率93.33%。

【来源】寇焰，吴之煌，张晓霞.清热凉血止血方治疗支气管扩张咯血30例临床观察.北京中医药，2009，28（11）：869

🪷 清气化痰汤

黄芩10g　胆南星12g　陈皮10g　杏仁10g　枳实10g　瓜蒌仁10g　茯苓10g　制半夏12g

【用法】水煎服，每天2次，每日1剂。

【功效】清热化痰。

【适应证】**支气管扩张症（痰热内蕴）。**

【临证加减】痰多气急者，加鱼腥草、桑白皮；痰稠较黏难咳者，加青黛、蛤粉；恶心呕吐者，加竹茹；烦躁不眠者，加栀子、远志。

【疗效】以本方治疗支气管扩张25例，显效（症状体征消失）19例，有效（明显缓解）5例，无效（无改善或稍缓解）1例，总有效率96%。

【来源】陈楚权，印娟.中西医结合治疗支气管扩张25例.内蒙古中医药，2012，31（2）：33

🪷 白鹤汤

白及10g　生栀子10g　生地10g　杏仁10g　川贝母10g　生黄芩15g　仙鹤草30g　桑白皮30g　地骨皮30g　花蕊石30g　黛蛤散30g（布包）　生甘草3g　鲜藕汁30~60ml（另服）

【用法】每天1剂，水煎服，分3次饭前服。

【功效】泻肝泻火，清肺化痰。

【适应证】**支气管扩张咯血（肝郁化火，肺络受损）**。症见：咳嗽吐痰黄白相杂，痰中带血丝，偶有咯血，胸胁胀痛，烦躁易怒，口苦，小便黄，大便偏干，舌质红，苔薄黄，脉弦滑。

【临证加减】烦躁口干者，加生石膏60g，知母10g，鲜芦根30g；中脘饱闷，大便秘结者，加生大黄或全瓜蒌；阴虚火旺、手足心烦热、口干不欲饮，加鳖甲、白薇；咳大量脓痰，加鱼腥草60g。

【疗效】以本方治疗支气管扩张咯血82例，显效（咳嗽、咯血、吐脓痰均消失）60例，有效（咳嗽、咯血、吐脓痰均减轻）18例，无效（症状改善不明显）4例，总有效率95.1%。

【来源】刘秀英. 白鹤汤治疗支气管扩张咯血82例. 陕西中医，1996，17（5）：194

❀ 白及三七散

白及（粉）5g　三七（粉）5g　藕节20g

【用法】水煎服，每天2次，每日1剂。

【功效】清肺泻火，敛气止血。

【适应证】**支气管扩张咯血（燥邪犯肺）**。

【来源】沈永波. 白及三七散治疗咯血56例. 中国中医急症，2006，15（10）：1074

❀ 百海白及饮

百部12g　海浮石12g　海蛤粉12g　白及1.5g　桑白皮12g　黄芩10g　鱼腥草20g

【用法】水煎服，每天2次，每日1剂。

【功效】清泄肺热。

【适应证】**支气管扩张症（痰热蕴肺、热伤肺络）**。

【临证加减】痰热蕴肺，加金荞麦20g，浙贝母10g，全瓜蒌15g，桔梗6g；毒热炽盛、高热便秘，加金银花20g，苇茎20g，黄连10g，大黄9g；咯血不止，加三七粉6g（冲），大蓟20g，阿胶10g；肝火犯肺，加青黛12g，山栀子10g；肺气虚弱，加山药12g，党参15g；气阴两虚，加北沙参12g，麦冬12g，西洋参6g，太子参15g；阴虚内热，肺络灼伤，加生地15g，玄参15g，地骨皮12g；久咳甚，加紫菀10g，川贝末6g（冲），诃子肉10g；痰瘀互结，加桃仁9g，茜草10g；肺肾两虚，加冬虫夏草3g（冲），灵芝15g。

【疗效】以本方治疗支气管扩张99例，显效（咯血停止，脓痰消失，随访1年未复发）54例，好转（感染和咯血得到控制，尚需继续药物治疗者）38例，无效（咳嗽、感染、咯血未改善）7例，总有效率92.9%

【来源】姜鹏九，姜奕奇，姜奕扬．百海白及饮治疗支气管扩张的临床观察．北京中医，2000，（1）：35

🪷 凉血大黄丸

生地黄24g　大黄粉3g　白茅根30g　仙鹤草30g　三七粉3g　侧柏叶15g　小蓟30g　金银花30g　连翘15g　蒲公英24g　黄芩12g　全瓜蒌18g　鱼腥草18g　云南白药3g　炙枇杷叶15g　甘草6g

【用法】以上药物共研细末，制成蜜丸，每丸6g，每服6g，日3次。

【功效】滋阴泄热，化瘀止血。

【适应证】支气管扩张反复咯血。

【疗效】以本方治疗支气管扩张50例，临床控制（1周内咯血停止，2周内未再咯血，咯血伴随症状基本消失）26例，显效（1周内咯血基本控制，偶见痰中带血，咯血伴随的主要症状基本消失）18例，有效（1周内咯血量减少，咯血伴随的主要症状有所改善）4例，无效（咯血经治疗1周，或中、重度咯血经治疗1天，咯血无好转甚至加重，咯血伴随症状无改善或加重）2例，总有效率96%。

【来源】郑翠娥，马梅清．凉血大黄丸治疗支气管扩张反复咯血临床研究．山东中医杂志，2003，22（6）：335

🪷 咳血方加味

诃子10g　瓜蒌仁10g　海浮石10g　黑山栀10g　青黛粉4g（包煎）墨旱莲10g　白茅根10g　阿胶15g（烊化）　白及10g　藕节2枚

【用法】水煎，日1剂，每剂分3次凉服，5天为一疗程。

【功效】清肺化痰，宁络止血。

【适应证】支气管扩张咯血。

【临证加减】反复咯血夹有血块量多者，加三七；伴发热，舌苔黄腻者，加金银花、连翘；咳甚伴大量脓痰，苔黄，脉弦滑，加天竺黄、竹沥、川贝母、前胡；胸痛者，加郁金、陈皮；潮热颧红者，加龟板、炙鳖甲、地骨皮。

【疗效】以本方治疗支气管扩张咯血 78 例，显效（服用一疗程后，咯血停止）52 例，有效（服用一疗程后，咯血量明显减少）17 例，无效（服用一疗程后，咯血量未见减少或见增多）9 例，总有效率 88.5%。

【来源】董振龙，吴良明，梁加之，等. 咳血方加味治疗支气管扩张咯血 78 例. 中国中医急症，1998，7（4）：190

止嗽散加减

桔梗 10g　荆芥 10g　紫菀 10g　百部 10g　白前 10g　陈皮 5g　甘草 5g　白茅根 30g　仙鹤草 30g　侧柏叶 20g　白及 15g

【用法】水煎服，每天 2 次，每日 1 剂。

【功效】清热宣肺，凉血化痰。

【适应证】支气管扩张咯血。

【临证加减】风寒较重，加防风 10g，羌活 10g，苏叶 10g；风热为患，加黄芩 10g，冬桑叶 10g，鱼腥草 30g；干咳少痰，加川贝 5g，蝉蜕 10g，黛蛤散 20g（包）；咳而喘加麻黄 5g，地龙 10g，杏仁 10g；阴虚加北沙参 10g，知母 10g，百合 10g。

【疗效】以本方治疗支气管扩张咯血 36 例，显效（咯血止，出血伴随症状基本消失）28 例，有效（咯血较治疗前明显减少，出血伴随的主要症状有所改善）6 例，无效（咯血及其伴随症状较治疗前无明显变化）2 例，总有效率 94.14%。

【来源】陈青. 止嗽散加减治疗支气管扩张咯血 36 例. 中国中西医结合急救杂志，2004，11（2）：127

清肺汤

桑叶 10g　杏仁 10g　黄芩 10g　丹皮 10g　三七 10g　生地 12g　玄参 12g　侧柏叶 12g　茜草 10g　蒲黄炭 6g

【用法】每日 1 剂，加水 500ml，沸后煎煮 15 分钟，取汁 300ml，分 2

次服。

【功效】清热泻火，凉血止血。

【适应证】**支气管扩张咯血**。

【临证加减】肝火犯肺，加栀子10g，青黛6g；阴虚火旺，加沙参20g，地骨皮10g；痰热壅肺，加金银花10g，桑白皮12g；气虚血瘀，加独参、当归补血汤。

【疗效】以本方治疗支气管扩张咯血30例，治愈（咯血控制，症状消失，实验室检查正常）20例，好转（咯血减少，症状改善）8例，未愈（咯血无变化）2例，总有效率93.13%。

【来源】梁涛. 自拟清肺汤治疗治疗支气管扩张咯血30例. 广西中医学院学报，2004，7（1）：25

🪷 支扩丸

北沙参120g　麦冬80g　种洋参100g　玄参80g　百合120g　川贝母100g　海浮石80g　薏苡仁80g　白及140g　花蕊石100g（醋煅）三七100g　生甘草40g　紫河车4具

【用法】以上药物全部研成极细粉末，炼蜜为丸，每丸10g，成人每天服3次，每次1丸，服完1剂为1个疗程。

【功效】益气养阴，清热化痰，润肺止咳，化瘀止血。

【适应证】**支气管扩张症**（阴虚痰热）。

【临证加减】干咳咽燥、咯血色鲜红者，加阿胶120g（烊化）；短气易汗、咯血色淡，加黄芪80g，蛤蚧2对；咯血量多夹大量黄稠脓痰者，加瓜蒌仁80g，冬瓜仁80g，葶苈子60g。

【疗效】以本方治疗支气管扩张56例，痊愈（临床症状完全消失，胸部X线复查正常）4例，显效（临床症状基本消失，X线复查明显好转）42例，有效（临床症状改善，X线复查有所好转）10例，总有效率100%。

【来源】张志明. 支扩丸治疗支气管扩张疗效观察. 江西中医药，2002，33（5）：20

🪷 四白血蜈蚣汤

百部15g　百合15g　桑白皮15g　白及20g　血蜈蚣10g（研粉冲

服）　四块瓦 15g　马尾松嫩芽 8g（后下）　马兜铃 15g　生牛膝 10g
代赭石 25g（先煎）　黄芩 10g　麦冬 15g　仙鹤草 15g

【用法】水煎服，每天 2 次，每日 1 剂。

【功效】清肺热，泻肝火，养肺阴，凉血止血。

【适应证】**支气管扩张症（阴虚肺热，肝火旺盛）**。

【疗效】以本方治疗支气管扩张咯血 48 例，临床显效（胸部 X 线病灶消除，咯血消失，临床症状基本消除，血象正常）39 例，有效（咯血停止，咳嗽、咳痰好转，肺部啰音减少，X 线示肺部无炎性阴影或已明显吸收，血象正常）5 例，无效（咯血未止，临床症状未消失或反加重）4 例，总有效率 91.67%。

【来源】胡硕龙，李才源. 土家医药对支气管扩张咯血止血效果观察. 中国民族医药杂志，2004，4（2）：12

❁ 加味鱼旱蛋方

鲜鱼腥草 200g　旱莲草 100g　鲜鸡蛋 4 个

【用法】先将鱼腥草、鸡蛋洗净，连根叶和鸡蛋放入锅内煮半小时后，将蛋取出，用筷将蛋壳打破，再放入锅内煮半小时，将药汁倒入碗内，每日多次，每次 100ml，加适量红糖同服，1 周为一疗程。鸡蛋去壳后，分早、晚各服 1 次，每次 2 个。

【功效】清肺热，泻肝火，补肺止咳，养血止血，益气补中。

【适应证】**支气管扩张症（气火上逆，阳络损伤）**。

【临证加减】重度咯血，加仙鹤草 50g，白及 25g，白茅根 25g，生地 15g；发热者，加金银花 15g，黄芩 15g；兼咳嗽者，加苏子 15g，百部 15g，尖贝 12g；肝火盛者，加丹皮 15g，白芍 12g，郁金 12g。

【疗效】以本方治疗支气管扩张 50 例，治愈（症状消失，实验室检查多次正常，2 周以内血止，症状消除）20 例，好转（主要症状及有关实验室检查有改善，2 周以内咯血量明显改善，每日咯血在 50ml 以下）26 例，无效（症状及实验室检查无变化，3 周系统治疗卡血量与治疗前比较无变化）4 例，总有效率 92%。

【来源】庞梅珍，王芳. 加味鱼旱蛋方治疗支气管扩张 50 例疗效观察. 湖南中医杂志，2001，17（2）：12

🪷 紫草汤

　　紫草 30g　大青叶 9g　寒水石 12g　银杏 9g　仙鹤草 30g　茜草 15g　白及 12g

【用法】水煎服，每天 2 次，每日 1 剂。

【功效】清热解毒，化痰止咳，凉血行血，收敛止血。

【适应证】**支气管扩张咯血**。

【临证加减】出血多而病情危重者，先服云南白药后服上方，加三七粉；咳甚痰多色白者，合二陈汤；痰黄者，合清金化痰汤；脓痰者，和千金苇茎汤；阴虚者，合沙参麦冬汤；气阴两虚者，合生脉散；兼有表证者合桑菊饮或先以解表为主。

【疗效】以本方治疗支气管扩张 9 例，咳嗽、咯血均消失，X 线胸片复示炎性改变完全吸收，随访 1 年均未复发。止血速者 2 天内见效，慢者 5 天见效，住院 8～26 天。

【来源】雒焕文．自拟紫草汤治疗支气管扩张咯血．中西医结合实用临床急救，1995，2（2）：87

🪷 清金保肺汤

　　瓜蒌 15g　半枝莲 30g　北沙参 30g　金银花 30g　土茯苓 30g　生石膏 20g　葶苈子 12g　冬瓜仁 20g　全蝎 60g　海浮石 9g　制䗪虫 9g　苇茎 12g　沉香 1g（冲服）

【用法】水煎服，每天 2 次，每日 1 剂。

【功效】清热解毒，泻肺化痰，养阴润肺，止血平喘。

【适应证】**支气管扩张咯血**（毒热壅肺）。症见：咳嗽，咯血，盗汗，乏力，纳呆，舌质红，苔黄腻，脉弦数。

【临证加减】吐血眼红者，加白及 15g；便秘，加生大黄 10g；食欲不振，加鸡内金 15g。

【疗效】以本方治疗支气管扩张咯血 60 例，治愈（咳嗽、咯血停止，1 年以上未复发者）48 例，显效（咳嗽、咯血停止，1 年以内有复发者）12 例，无效（治疗后咯血停止，2 个月以内又复发）0 例，总有效率 100%。

【来源】王孝福．自拟清金保肺汤治疗支气管扩张咯血 60 例．光明中医杂志．1995，

（3）：39

🪷 黄龙汤

　　大黄 10g（后下）　芒硝 10g（冲服）　枳实 6g　西洋参 10g（另煎服）　当归 10g　水牛角 30g（先煎）

【用法】水煎服，每天 2 次，每日 1 剂。

【功效】清热凉血，通腑泻结。

【适应证】**支气管扩张症（阳明燥热，上冲于肺，迫血妄行）**。症见：咯血，色鲜红，夹有少量泡沫状痰，面红目赤头晕，心悸气短，口干唇燥，大便秘结，舌红苔黄，脉滑数。

【来源】刘同达 . 黄龙汤临床应用 . 安徽中医临床杂志，2001，13（4）：300

🪷 清咯汤合地榆汤

　　陈皮 10g　姜半夏 10g　茯苓 12g　知母 10g　川贝 10g　生地 10g　桔梗 7g　炒栀子 7g　杏仁 6g　阿胶 12g（烊化）　桂枝 5g　桑白皮 15g　甘草 5g　地榆 30g

【用法】水煎服，每天 2 次，每日 1 剂。

【功效】清肺化痰，养血止血。

【适应证】**支气管扩张咯血（痰热蕴肺）**。症见：反复咯血，咳喘，气短，吐痰黏稠色黄，痰中带血，舌质红，苔黄腻，脉弦滑数。

【临证加减】热盛者，加鱼腥草、金银花；气虚，加党参；阴虚，加沙参、百合；出血点较多，加三七粉；发热，加柴胡。

【来源】张兴堂 . 清咯汤合地榆汤治疗支气管扩张咯血 17 例 . 中医研究，1995，8（5）：42

🪷 清热化痰汤

　　黄芩 12g　竹茹 12g　茜草 12g　白及 12g　桑白皮 10g　丹皮 10g　连翘 10g　鱼腥草 30g　苇茎 30g　杏仁 20g　葶苈子 20g　桔梗 15g　生甘草 15g

【用法】水煎服，每天 2 次，每日 1 剂。

【功效】清热化痰止血。

【适应证】**支气管扩张咯血**（**痰热壅肺**）。症见：反复咳嗽、咯血，胸痛，面红口干，舌质偏红苔黄，脉弦数

【临证加减】痰多者，加瓜蒌皮 15g，冬瓜仁 10g；肝火旺者，加栀子 10g，青黛 6g；阴虚重者，加沙参 20g，地骨皮 10g；气虚血瘀者，加当归 20g，独参 10g；咯血量大者加三七粉 5g 冲服。

【疗效】以本方治疗支气管扩张咯血 42 例，临床控制（1 周内咯血停止，2 周内未再咯血，咯血伴随症状基本消失）12 例，显效（1 周内咯血基本控制，偶见痰中带血，咯血伴随症状基本消失）17 例，有效（1 周内咯血量减少，咯血伴随的主要症状有所改善）9 例，无效（咯血经治疗 1 周，或中、重度咯血经治疗 1 天，咯血无好转甚至加重，咯血伴随症状无改善或加重）4 例，总有效率 90.48%。

【来源】张保平. 清热化痰汤加减治疗支气管扩张咯血 42 例疗效观察. 中医药学刊，2006，24（12）：2319

🪷 任氏泻白化血汤

桑白皮 15~20g　地骨皮 10g　甘草 5g　粳米 5g　花蕊石 15g　三七粉 3g（吞服）　血余炭 10g

【用法】水煎服，每天 2 次，每日 1 剂。

【功效】清泄肺热，止血生新。

【适应证】**支气管扩张咯血**。

【临证加减】风热证，伴有发热、头痛、咽痛，去地骨皮，加桑叶 10g，菊花 10g，牛蒡子 10g；兼有燥火，症见鼻干、呛咳、舌红少津，脉细数，加沙参 10g，麦冬 10g，天花粉 10g；肺热较重，症见发热，痰多黄稠，加鱼腥草 10~15g，金荞麦 10~15g，炒黄芩 10g；木火刑金，症见烦躁易怒，胸胁引痛，脉弦数，加黛蛤散 15~20g（布包煎），栀子 10g；大便秘结，加大黄 5~10g（后下）。

【疗效】以本方治疗支气管扩张咯血 106 例，经治疗后咯血等症状消失者 102 例，其中服药最少 5 例，最多 15 例。

【来源】张恩树. 任氏泻白化血汤治疗支气管扩张咯血 106 例. 安徽中医临床杂志，2000，12（2）：95

🪷 平金汤

　　金银花 10g　连翘 10g　玄参 12g　仙鹤草 10g　百部 10g　桔梗 10g　三七 10g（冲服）黄芩 10g　旱莲草 10g　知母 10g　麦冬 10g　甘草 6g

【用法】水煎服，每天 2 次，每日 1 剂。

【功效】滋阴清热，活血止血。

【适应证】**支气管扩张症（阴虚痰热）**。症见咳嗽，咳痰，痰黄而黏，咯血胸痛，自觉发热，舌质淡红，脉细数。

【临证加减】痰黏量多，加陈皮 10g，贝母 10g；肺热壅盛者，加苇茎 10g，冬瓜仁 10g；阴虚肺燥明显者，加沙参 10g，阿胶 10g（烊化）；反复咯血者，加紫草 10g；咯血暗红，舌质紫暗者，加当归 10g 咯血气喘，汗不止者，加白术 10g，黄芪 10g，防风 3g；面色㿠白，少气懒言者，加白芍 10g，何首乌 10g，当归 10g。

【疗效】以本方治疗支气管扩张 48 例，有效（临床症状、体征消失，辅助检查恢复正常）45 例，无效（临床症状、体征及辅助检查未改变或改善不明显）3 例，总有效率 93.17%。

【来源】窦存江．自拟平金汤治疗支气管扩张 48 例体会．甘肃中医，1999，12（2）：11

🪷 降气泻火汤

　　代赭石 30g　太子参 30g　生石膏 12g　知母 10g　杏仁 10g　牛膝 10g　生大黄 3g（后下）蚤休 15g　白及粉 6g（冲服）仙鹤草 20g　甘草 5g

【用法】水煎服，每天 2 次，每日 1 剂。

【功效】降气泻火，凉血止血。

【适应证】**支气管扩张症**。

【临证加减】痰热壅肺，加制胆星、瓜蒌皮、鱼腥草；木火刑金，加黛蛤散、桑白皮、丹皮；阴虚火旺，加地骨皮、鳖甲、百部；燥热伤肺，加沙参、梨皮；气虚，易太子参为西洋参。

【疗效】以本方治疗支气管扩张 36 例，近期治愈（1 周内咯血停止，1 个月内不再咯血, 咯血伴随症状基本消失) 29 例, 显效 (咯血基本控制, 偶见痰中带血, 咯血伴随症状基本消失) 6 例, 有效 (1 周内咯血量减少, 咯血伴随症状有所改善) 0 例, 无效 (咯血无减少, 咯血伴随症状无改善) 1 例。总有效率 97.2%。

【来源】朱勤. 降气泻火汤治疗咯血 36 例. 安徽中医学院学报, 2000, 19 (2): 20

戴海汤

鱼腥草 30g 海浮石 20g 海蛤壳 20g 瓜蒌皮 12g 桔梗 10g 贝母 12g 芦根 15g 薏苡仁 30g 桃仁 10g 冬瓜仁 15g 甘草 6g

【用法】水煎服, 每天 2 次, 每日 1 剂。

【功效】清热解毒, 宽中理气, 化痰排脓。

【适应证】**支气管扩张症 (痰阻于肺, 热壅血瘀)。**

【临证加减】兼恶风发热, 鼻塞流涕, 加金银花、连翘、荆芥、防风; 肺热壅盛, 加败酱草、桑白皮、生石膏; 兼口干咽燥、潮热盗汗, 加麦冬、沙参、百合; 兼神疲乏力, 气短纳差, 加党参、茯苓、陈皮、白术; 咳痰带血, 去桃仁、桔梗, 加藕节、三七粉、侧柏叶、茜草。

【疗效】以本方治疗支气管扩张症 52 例, 显效 (咳嗽减轻, 痰量减少至少 50ml 左右, 胸闷、发热消失, 听诊痰鸣或湿性啰音消失) 27 例, 好转 (咳嗽减轻, 痰量减少, 胸闷好转, 发热消失, 肺部湿性啰音明显减少) 20 例, 无效 (症状体征无变化, 甚至加重) 5 例。总有效率 90.4%。

【来源】于景温. 自拟戴海汤治疗支气管扩张症 52 例. 辽宁中医杂志, 1997, 24 (5): 213

二百桔梗白及汤

桔梗 20g 百部 20g 白及 20g 百合 30g 鱼腥草 30g 冬瓜仁 30g 薏苡仁 30g 前胡 10g 杏仁 10g 川贝母 10g 生甘草 5g

【用法】每日 1 剂, 水煎 300ml, 分 2 次温服, 7 剂为一疗程, 一般 2~3 个疗程。

【功效】清热化痰, 健脾排脓。

【适应证】**支气管扩张症。**

【临证加减】咳逆犯肺，咳嗽剧烈，加炙麻黄、苏子；肺气不敛，血随气逆，加代赭石、旋覆花；肺络损伤，肾精亏虚，咯血，加五味子、三七粉、天冬、麦冬；肺阴虚，灼伤肺络，迫血妄行，加北沙参、阿胶、仙鹤草；脾虚纳差，食欲不振，加白术、谷麦芽、焦山楂。

【疗效】以本方治疗支气管扩张 32 例，显效（服药后体温正常，咳嗽、咳痰量明显减少，咯血停止，肺部啰音消失，血象正常，X 线平片示肺部炎症阴影吸收）18 例，好转（体温正常，咳嗽减轻，痰量减少，无咯血或咯血日出量在 10ml 左右，肺部啰音减少，血象正常，X 线平片肺部炎症及纹理明显改善）8 例，无效 6 例，总有效率为 81%。治疗后随访 1～2 年未复发 14 例，5 年以上未复发 11 例。

【来源】沈志忠．自拟二百桔梗白及汤治疗支气管扩张 32 例．四川中医．1995，(8)：39

🪷 一贯双补汤

生地 30g　生龙骨 30g　生牡蛎 30g　北沙参 12g　当归 12g　山萸肉 12g　栀子 12g　麦冬 9g　川楝子 9g　三七粉 3g（冲服）

【用法】水煎服，每天 2 次，每日 1 剂。

【功效】泻肝降火，止血祛瘀。

【适应证】**支气管扩张咯血（木火刑金）**。多因情志不遂引发，咯血，色鲜红，口苦心烦，大便干结，舌红少苔，脉弦紧。

【临证加减】肝火旺，可加丹皮、黄芩、黄连、龙胆草、生大黄、黛蛤散；干咳频作，可加五味子、炙百部、诃子；出血量大，三七加倍，生地炭炒，并加阿胶珠、白及粉、花蕊石。

【疗效】以本方治疗支气管扩张咯血 34 例，近期治愈（1 周内咯血停止，2 周内不再咯血，咯血伴随症状基本消失）18 例，显效（1 周内咯血基本控制，偶见痰中带血，咯血伴随症状基本消失）9 例，有效（1 周内出血量减少，咯血伴随症状有所改善）4 例，无效（少量咯血经治 1 周，中量以上咯血经治 24 小时，出血无好转或加重，咯血伴随症状无改善或加重）3 例，总有效率 91.2%。

【来源】王真，汤军，宓雅珠．一贯双补汤治疗木火刑金型支扩咯血 34 例．浙江中医杂志，1999，(1)：16

🪷 平肝清肺方

代赭石20g　旋覆花6g　黄芩炭15g　郁金10g　桑白皮12g　焦山楂10g　赤芍10g　白茅根15g

【用法】水煎服，每天2次，每日1剂，5日为一疗程。

【功效】平肝火，清肺热。

【适应证】**支气管扩张症（肝火犯肺）。**

【临证加减】肝火过盛，脉弦数有力，加胆草炭6g，夏枯草15g；痰热盛，痰多带黄，加浙贝母10g，马兜铃10g；阴亏，舌红少津，脉细弦数，加旱莲草12g，女贞子12g，白芍10g；咯血量多，加花蕊石15g，藕节15g。

【疗效】以本方治疗支气管扩张咯血12例，1个疗程后7例咯血停止，2个疗程后4例咯血停止，仅有1例服药3个疗程咯血方止。

【来源】彭巍，向开础. 平肝清肺法治疗顽固性支气管扩张咯血12例. 中西医结合实用临床急救，1997，4（10）：470

🪷 川贝杏仁粥

川贝10g　杏仁10g　百合20g　大米100g　蜂蜜30g　梨3个

【用法】将川贝、杏仁、百合捣碎，梨捣烂挤汁，共放于锅内，和粳米一起加水煮粥，粥将熟时，加入蜂蜜，再煮片刻，空腹服用。每日1次，10天为一疗程。

【功效】清肺化痰，益气生津，扶正强身。

【适应证】**支气管扩张症。**

【来源】梁兆松. 药膳调治支气管扩张. 农村新技术，2002，（3）：49

🪷 猪肺薏米粥

猪肺1叶　生薏苡仁50g　粳米50g

【用法】将猪肺洗净切成条状，加生薏苡仁、粳米，水煮成粥，再加蜂蜜适量，早晨代早餐食，每日1次，7天为一疗程。

【功效】清肺化痰，扶正祛邪。

【适应证】**支气管扩张症。**

【来源】梁兆松．药膳调治支气管扩张．农村新技术，2002，（3）：49

🪷 猪肺白及散

猪肺 1 具　白及 300g

【用法】将猪肺洗净，切块，和白及一同放入锅内，另取一只稍小的铁锅盖紧，以泥封口，锅顶放粳米几粒，文火焙烧至米黄为度，取出猪肺和白及冷却后研末。每次服 10g，日 3 次，粳米汤送服。

【功效】收敛止血。

【适应证】**支气管扩张症**。

【来源】梁兆松．药膳调治支气管扩张．农村新技术，2002，（3）：49

🪷 逍遥散

当归 15g　白芍 15g　柴胡 12g　茯苓 12g　白术 10g　薄荷 10g　仙鹤草 10g　藕节 10g　旱莲草 10g　三七 10g　白茅根 30g　生姜 6g

【用法】水煎服，每天 2 次，每日 1 剂。

【功效】疏肝解郁，柔肝止血。

【适应证】**支气管扩张症（肝气郁结、木火刑金）**。多因情志不遂引发，咯血，咳时胸胁引痛，烦躁易怒，嗳气频作，口苦咽干，便干溲赤，舌淡，脉弦数。

【来源】王忠．逍遥散临床新用．陕西中医．1995，16（11）：515

🪷 青白汤

海蛤粉 15g　黄芩 15g　白及 15g　紫菀 10g　款冬花 10g　杏仁 10g　百部 10g　桑白皮 10g　青黛 3g（后下）

【用法】水煎服，每天 2 次，每日 1 剂。

【功效】清热泻火，降气止血。

【适应证】**支气管扩张咯血（肝火犯肺）**。症见：咯血，咳嗽，咳痰，发热，口渴，口苦，烦躁易怒，胸闷胸痛，舌红，苔黄，脉弦或数。

【疗效】以本方治疗支气管扩张咯血 160 例，痊愈（1 周内出血停止，出血伴随症状基本消失）149 例，显效（1 周内出血基本控制，偶见痰中带血，出血伴随症状大部分消失）7 例，有效（1 周内出血减少，出血伴随的主要症状有改善）2 例，无效（经治 1 周，出血无好转或加重）2 例，总有效率 98.8%。

【来源】陈克进，刘耀先，洪亨惠. 青白汤治疗支气管扩张咯血的临床研究. 中国中医急症，1994，3（2）：57

🪷 大补阴丸加味

生地 12g　熟地 12g　山栀子 6g　知母 10g　龟板 30g　麦冬 15g
侧柏叶 20g　旱莲草 20g　阿胶珠 10g　白及 10g

【用法】水煎服，每天 2 次，每日 1 剂。

【功效】补肾滋阴，凉血止血。

【适应证】**支气管扩张咯血。**

【来源】李南仁. 大补阴丸加味治疗咯血. 苏州医学院学报，1998，18（9）：941

🪷 龙胆泻肝汤

龙胆草 10g　栀子 12g　黄芩 15g　生地 30g　泽泻 6g　当归 12g
车前子 15g（包煎）　木通 6g　甘草 6g　郁金 12g　西洋参 6g（另炖）
黛蛤散 15g（包煎）

【用法】水煎服，每天 2 次，每日 1 剂。

【功效】清肝泻火，凉血止血。

【适应证】**支气管扩张症（肝火犯肺，气阴不足）**。症见：阵发性咳嗽，黄黏痰，痰中带血，或咯鲜血，胸胁满闷掣痛，心烦易怒，头晕目眩，口苦咽干，气短乏力，小便短少黄赤，舌红，苔花剥，脉弦细而数。

【来源】刘炜. 龙胆泻肝汤新用 4 则. 江苏中医药，2003，24（7）：40

🪷 补脏益络汤

生地黄 20~30g　水牛角 20~30g　荞麦根 25~35g　虎杖 25~35g
山萸肉 12~16g　三七粉 8~10g（冲服）　夏枯草 16~20g　益智仁
10~12g　枳壳 10~12g　百合 40~50g　北沙参 50~100g

【用法】水煎服，每天 2 次，每日 1 剂。

【功效】泻火滋阴，凉血止血。

【适应证】**支气管扩张症**。

【临证加减】肝火旺盛（咳嗽气促，痰稠且黏，咯血鲜红、量多，伴胸胁胀痛，口干口苦，大便干，小便黄，舌质红，苔薄黄，脉弦数兼滑），加柴胡、白芍、青黛、郁金；气虚血亏（咯血，色浅红，动则气促，易患感冒，少气懒言，舌质淡红，苔薄腻，脉细弱无力），加生黄芪、紫河车、炙白术、当归、山药；肺热壅盛（咳嗽痰多，色黄或绿，或分层痰，反复咯血色红，伴发热口渴口臭，大便干结，小便黄，舌质红，苔黄腻，脉滑数或浮数），加蒲公英、鱼腥草、黄芩、贝母；痰瘀互结（咳嗽咯血反复不愈，出现血泡沫痰，咯血紫黯，伴胸闷刺痛，心悸，唇绀，或盗汗，舌质紫黯或有紫斑，苔薄，脉滑涩或结代），加海浮石、茯苓、丹参、鸡血藤、北五加皮。

【疗效】以本方治疗支气管扩张症 59 例，痊愈（临床症状消失，经 X 线摄片或支气管造影示两肺正常）46 例，有效（临床症状消失，经 X 线摄片或支气管造影示两肺病灶阴影柱形、囊状和混合型有改善）11 例，无效（经治疗 3 个疗程后，症状如故或部分消失，X 线摄片或支气管造影示两肺病灶未改变）2 例，总有效率 94.18%。

【来源】余韵星．补脏益络汤治疗支气管扩张症 59 例．浙江中医杂志，1999，(10)：430

凉膈散加减

大黄 10g 炒栀子 10g 竹叶 10g 黄芩 15g 侧柏叶炭 15g 白茅根 15g 藕节 15g 连翘 12g 薄荷 6g 甘草 6g 芒硝 6g（后下）

【用法】水煎服，每天 2 次，每日 1 剂。

【功效】泻火通便，清上泻下。

【适应证】**支气管扩张症（痰火郁肺）**。症见：咯血，色鲜红，胸膈烦热不适，身热口渴，面赤唇焦，咽喉不利，纳差，精神萎靡，大便秘结，小便黄赤，舌质红苔黄，脉滑数。

【来源】胡学义．凉膈散加减治疗支气管扩张咯血 1 例．湖北中医杂，2001，23(11)：38

加味秘红丹

大黄5g　肉桂5g　炒白术10g　淮山药20g　三七5g　代赭石20g

【用法】大黄、肉桂、白术、山药、三七共研细末，代赭石研细末煎汤送服，每日2次。以上药物剂量为1次剂量。

【功效】补脾平肝，养血止血。

【适应证】**支气管扩张症（肝郁脾弱，肝火犯肺）。**

【疗效】以本方治疗支气管扩张咯血50例，临床治愈（服药3天，咯血停止，随访1个月未复发）30例，显效（服药3天，咯血停止，但在月内复发）15例，好转（服药3天，咯血明显减少，又辅以其他的治疗）3例，无效（服药3天，症状无明显改善，或服药后失去联系）2例，总有效率96%。

【来源】杨龙生.加味秘红丹治疗支气管扩张咯血50例.中国乡村医药，1998，5（11）：21

加味青蒿鳖甲汤

青蒿6g　醋鳖甲15g　白及15g　旱莲草15g　生地30g　生代赭石30g（先煎）　知母9g　丹皮9g　制大黄10g　黄芩10g　三七末3g（分冲）　北沙参20g

【用法】水煎服，每天2次，每日1剂。

【功效】益气养阴，清肺平肝，化瘀止血。

【适应证】**支气管扩张症。**

【临证加减】咯血较多，可加藕节30g，白茅根30g；风热表证，可加金银花10g，连翘10g，牛蒡子10g；肺热较盛，痰中脓血相兼，加金荞麦15g，薏苡仁15g，冬瓜仁15g，鱼腥草30g；肝火旺盛，加黛蛤散10g（包）；肝阳上亢，加石决明30g（先煎），菊花10g，钩藤10g；瘀血为患，胸胁刺痛，加橘络6g，当归10g，川牛膝10g。

【来源】王永林.加味青蒿鳖甲汤治疗支气管扩张咯血81例.实用中医药杂志，2000，16（12）：8

速效咯血汤

仙鹤草30g　墨旱莲30g　生柏叶30g　生白芍30g　炮姜炭6g

荆芥 6g　艾叶 10g　北朝参 10g（调冲）　代赭石 15g　旋覆花 12g
（包）

【用法】水煎服，每天 2 次，每日 1 剂。

【功效】调气消瘀，宁血补血。

【适应证】**支气管扩张症**。

【临证加减】肝火犯肺，血逆妄行，加童便 150～200ml 左右冲服；咳痰
黄绿，去荆芥、北朝参，倍生柏叶，加黄芩。

【来源】邱江东，邱江峰．邱志济治疗支气管扩张咯血经验．实用中医药杂志，
2000，16（2）：38

❀ 七及百合固金丸

三七 6g（送服）　白及 30g　百合 30g　生地 15g　熟地 15g　玄参
15g　麦冬 12g　川贝母 6g（送服）　当归 12g　生白芍 12g

【用法】上药加水 500ml，文火煎成 250ml 为头汁，药渣加水 400ml，文
火煎成 200ml 为二汁，两汁混合分 3 次饭前服。

【功效】滋阴清热，补肺宁络。

【适应证】**支气管扩张症（肺阴不足，热灼肺络）**。

【临证加减】脾虚纳呆者，去二地加炒白术、山药；气虚者，加黄芪、太
子参；阴虚火旺者，去熟地，重用生地，加知母、黄柏、龟板；血虚者，重
用熟地，去生地，加阿胶。

【来源】屠文先．七及百合固金丸防治支气管扩张咯血 11 例．中国民间疗法，1996，
（5）：7

❀ 百合膏

百合 60g　黄芪 60g　白及 60g　仙鹤草 60g　浙贝母 60g　阿胶
60g　蜂蜜 350g

【用法】先将草药反复 3 次煎去渣取汁 1500ml，尔后加入阿胶、蜂蜜溶化
过滤，熬膏 1000ml，分 2 日 6 次温服，服膏 2～4 剂。

【功效】滋阴清热，益气止血。

【适应证】**支气管扩张症（阴虚火旺）**。

【疗效】以本方治疗支气管扩张咯血155例，显效（服药膏2剂咯血停止，症状及体征消失）32例，有效（服药膏3剂咯血停止，症状及体征好转）116例，无效（服药膏4剂，咯血无好转，症状及体征无明显改变）7例，总有效率95.14%。

【来源】杨修策.百合膏治疗支气管扩张症咯血155例.光明中医，2000，15（87）：50

仙鹿宁血方

仙鹤草30~50g　鹿衔草30g　桑白皮20~30g　瓜蒌皮15g　生侧柏叶20~30g　诃子12g　地骨皮15g　焦山栀12g　青黛3g（包煎）白及15~20g　三七3~6g（冲）　童便50ml（先饮服）

【用法】水煎服，每天2次，每日1剂。

【功效】泻火宁络，祛瘀止血。

【适应证】支气管扩张症。

【临证加减】低热，舌红苔黄腻，脉滑数，加黄芩15g，三叶青20g，鱼腥草30g；大便干燥，加制大黄5g，瓜蒌皮易全瓜蒌30g；咳嗽剧烈，加百部20g，川贝母10g，葶苈子15g；阴虚口燥，舌红脉数，加北沙参15g，麦冬20g，百合30g。

【疗效】以本方治疗支气管扩张咯血50例，治愈（药后3天内咯血止，1周内诸症消失，治疗2周能参加劳动）16例，近期控制（3天内咯血明显减少，5天内咯血止，经2周治疗诸症消失）21例，1周内咯血明显减少，在治疗中同时使用少量抗生素和止血药，2周内出血渐止）8例，无效（经治疗2周，咯血未能有效控制，或治疗中出现危情，改用其他方法治疗）5例，总有效率90%。

【来源】郑惠荣.仙鹿宁血方治疗支气管扩张咯血50例.中国中医急症，1998，7（4）：162

镇冲止血汤

代赭石30g（先煎）　生地20g　白茅根20g　仙鹤草20g　桑白皮（吴茱萸汁炒）15g　海浮石10g　诃子10g　栀子10g　浙贝10g　阿

胶（烊化）10g 藕节7个 三七3g 甘草3g

【用法】水煎服，每天2次，每日1剂。

【功效】降冲凉血止血，肃肺化痰止咳。

【适应证】**支气管扩张症。**

【来源】张兆湘，吴文合．镇冲止血汤治支气管扩张症咯血52例疗效观察．江西中医药，1998，29（5）：17

🪷 咸降通络汤

　　旋覆花10g（包） 当归10g 苏子10g 郁金10g 制半夏10g 橘络10g 茜草15～30g 甘草5g

【用法】水煎服，每天2次，每日1剂。

【功效】疏肝降气，凉血止血。

【适应证】**支气管扩张症（肝郁痰瘀，阳络伤损）。**症见：咳嗽、咯血，口干稍苦，饮少，胸胁引痛，嗳气时作，舌淡红，边有紫点，苔薄白，脉细弦。

【临证加减】出血量多，加三七粉2～3g；伴有热象者，加黄芩炭10g，焦山栀10g；寒证者，加炮姜炭5g，肉桂3g；咯吐脓痰者，加贝母10g，鱼腥草30g。

【疗效】以本方治疗支气管扩张76例，治愈（咯血控制，症状消失，实验室检查正常）41例，好转（咯血减少，症状改善）29例，无效（咯血无变化）6例，总有效率92%。

【来源】季炳琦．咸降通络汤治疗支气管扩张咯血76例．时珍国医国药，2001，12（4）：368

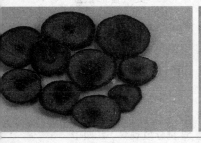
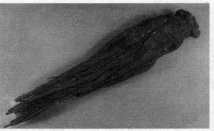
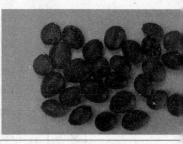

第六章

慢性咳嗽

　　慢性咳嗽是指以咳嗽为唯一或主要症状持续超过 8 周，胸部 X 线检查无明显异常者。它是患者就诊的最常见原因之一，长期咳嗽可影响日常工作和生活，夜间剧烈咳嗽影响睡眠，严重者引起声音嘶哑和声带损伤，甚至导致咳嗽晕厥综合征，给患者带来生理和心理上的痛苦。引起慢性咳嗽的原因很多，其中最常见的有咳嗽变异性哮喘、鼻后滴流综合征、嗜酸粒细胞性支气管炎、胃食管返流性咳嗽。咳嗽不仅影响日常生活，且是沉重的经济负担。慢性咳嗽的病因相对复杂，明确病因是治疗成功的关键。多数慢性咳嗽与感染无关，无需使用抗菌药物治疗，咳嗽原因不明或不能除外感染时，慎用糖皮质激素。

　　中医诊治咳嗽的辨证思路明确，主要分为外感和内伤两大类。但慢性咳嗽表证已不明显，即使有表证亦属余邪未清；内伤以脏腑功能失调导致肺宣降失调，也分虚实，虚者气虚、阴虚为主，实者寒、热、风、痰、瘀均可存在。现代医学提出鼻炎、咽炎、食道反流、过敏、心理因素等亦是慢性咳嗽的重要成因，与中医学"非独肺也"的观点相符。诊治时应查明原因，综合治疗。

三拗汤合止嗽散加减

炙麻黄 12g　杏仁 15g　桔梗 15g　荆芥 15g　紫菀 15g　百部 15g　白前 15g　陈皮 12g　黄芩 15g　半夏 12g　麦冬 15g　地龙 15g　僵蚕 15g　甘草 6g

【用法】水煎服，每天 3 次，每日 1 剂。

【功效】清散宣肺平喘，养阴润肺止咳。

【适应证】**慢性咳嗽（风寒蕴肺型）**。症见：咽痒、咯白黏痰、夜间咳甚、异味刺激咳甚、咳声短促、气逆上冲、恶寒、鼻塞、流涕、喷嚏、时有气短，舌苔薄，脉浮。

【疗效】以本方治疗慢性咳嗽 30 例，结果显效 17 例，有效 10 例，无效 3 例。

【来源】王桂华. 三拗汤合止嗽散加减治疗慢性咳嗽 30 例观察. 实用中医药杂志，2009，25（4）：217

止嗽散加味

紫菀 15g　百部 10g　白前 10g　桔梗 10g　橘红 10g　荆芥 10g　前胡 10g　川贝 10g　鱼腥草 30g　丹参 20g　太子参 15g　蝉蜕 10g

【用法】水煎服，每天 2 次，每日 1 剂。

【功效】止咳化痰，宣肺疏邪。

【适应证】**慢性咳嗽（风邪犯肺型）**。症见：咳嗽频剧、咽喉发痒、咳痰量少色白或淡黄，或以干咳、呛咳为主，遇冷热空气或气味刺激尤甚，舌淡，苔白或薄腻。

【疗效】以本方治疗，结果治愈 190 例（咳嗽及伴随症状消失），好转 30 例（咳嗽及伴随症状明显减轻），未愈 9 例（咳嗽及伴随症状无明显改善）。

【来源】胡绍贵，李红杰，彭海平. 止嗽散加味治疗慢性咳嗽 229 例. 实用中医内科杂志，2005，19（6）：565

疏风宣肺汤

荆芥 10g　桔梗 6g　前胡 10g　紫菀 10g　川贝母 6g　百部 10g

杏仁 10g　茯苓 10g　橘红 10g　法半夏 10g　枳壳 10g　薄荷 6g　甘草5g

【用法】水煎服，每天 2 次，每日 1 剂。

【功效】疏风宣肺，止咳化痰。

【适应证】**慢性咳嗽（风邪犯肺型）**。症见：咽痒、咯白黏痰、夜间咳甚、异味刺激咳甚、咳声短促、气逆上冲、恶寒、鼻塞、流涕、喷嚏、时有气短，舌苔薄，脉浮。

【临证加减】咳嗽痰多、色白或咯泡沫样痰者加桑白皮、瓜蒌皮；口咽干燥者加沙参、麦冬、天花粉；气虚咳而无力者加黄芪；盗汗者加五味子。

【疗效】以本方治疗慢性咳嗽 300 例，结果临床控制 81 例（咳嗽症状消失），显效 124 例（咳嗽症状明显好转），有效 59 例（咳嗽症状好转），无效36 例（症状无改变或加重）。

【来源】范伏元，罗姣利. 自拟疏风宣肺汤治疗慢性咳嗽 300 例临床观察. 中医药导报，2006，12（2）：33 – 43

🪷 补中益气汤

黄芪 15g　人参（党参）15g　白术 10g　柴胡 12g　当归 10g　陈皮 6g　升麻 6g　生姜 9 片　大枣 6 枚　炙甘草 15g

【用法】水煎服，每天 2 次，每日 1 剂。7 天为 1 个疗程。

【功效】补中益气，调理气机。

【适应证】**慢性咳嗽（肺脾气虚型）**。症见：咳声低微、咳则汗出、咯白稀痰、气短、声低、自汗、畏风寒、神疲，舌体胖大或有齿痕、苔白，脉弱。

【疗效】以本方治疗慢性咳嗽 60 例，治疗 2 个疗程后评价疗效。结果痊愈 50 例（临床症状完全缓解，即使偶尔有轻度发作不需用药即可缓解），显效 6 例（临床症状较前明显减轻），有效 3 例（临床症状较前明显减轻），无效 1 例（临床症状无改善或反而加重）。

【来源】张劲勋. 补中益气汤治疗慢性咳嗽 60 例疗效观察. 中国中医药咨讯，2011，3（10）：118

🪷 参百止咳汤

沙参　玄参　百部　浮海石各 15g　桔梗　生地　紫菀　杏仁各

12g 川贝 10g 竹茹 甘草各 6g

【用法】水煎服，每天 2 次，每日 1 剂。服药 5 剂后观察疗效。

【功效】清热养阴，润肺止咳。

【适应证】**慢性咳嗽（肺阴虚型）**。症见：病初有轻度感冒症状，多数有发热畏寒、头痛咽痛、鼻塞流涕、咳嗽痰多质稠色黄，经抗炎及对症治疗后，诸症消失，但咳嗽仍然不止，为干咳无痰或咳痰不爽，咳声嘶哑、咳甚气喘、痰少、咽干、咽痒、口渴欲饮，少苔、舌质燥，脉细数。

【临证加减】热咳剧者加瓜蒌，黄痰加黄芩、连翘，鼻塞加荆芥、苍耳子，头痛加菊花、钩藤，痰黏者加竹沥，便秘者加火麻仁、大黄（后下）。

【疗效】以本方治疗慢性咳嗽 130 例，结果治愈 93 例（症状体征完全消失者），好转 31 例（症状体征明显减轻者），无效 6 例（症状体征无改善者）。

【来源】王开新. 参百止咳汤治疗慢性咳嗽 130 例. 实用中医药杂志，1999，15（1）：22

茯苓白术汤

茯苓 15g 炒白术 15g 陈皮 10g 杏仁 12g 桔梗 10g 紫菀 15g 款冬花 15g 金银花 30g 连翘 15g 黄连 9g 黄芩 9g 桃仁 12g 地龙 15g 石斛 15g 玉竹 15g

【用法】儿童减量。每日 1 剂水煎服，不能口服者可灌肠。病程短，症状轻者每日 1 剂分 2 次服；病程长，症状重者每日 1 剂分 4～6 次服。灌肠每日 2 次，每次 250ml，儿童减为 50～100ml。3 剂为 1 个疗程。

【功效】清热解毒，通宣理肺化痰。

【适应证】**慢性咳嗽（痰热蕴肺型）**。症见：刺激性干咳，咳嗽反复发作，夜间加重，伴黏痰，痰黏腻或稠厚成块，色白或带灰色，痰出则咳缓，常伴体倦，脘痞，腹胀，大便时溏，舌苔白腻，脉濡滑。

【疗效】以本方治疗慢性咳嗽 58 例，经治疗全部获效，其中 1 个疗程达到治愈标准（咳嗽及咳痰症状消失）者 36 例，2 个疗程治愈者 13 例，3 个疗程治愈者 9 例。

【来源】张平，王海东，董兰芬. 茯苓白术汤治疗慢性咳嗽 58 例. 中国民间疗法，2003，11（3）：47－48

加味玉屏风散

黄芪20g　白术15g　防风6g　五味子6g　沙参10～15g　百部10～15g　麦冬10～15g　紫菀10g　款冬花10g　枳壳10g　射干6～10g　生甘草3g

【用法】水煎服，每天2次，每日1剂。

【功效】益气养阴，化痰利咽。

【适应证】**慢性咳嗽（肺气虚型）**。症见：咳声低微、咳则汗出、咯白稀痰、气短、声低、自汗、畏风寒、神疲，舌体胖大或有齿痕、苔白，脉弱。

【临证加减】伴流涕者加羌活；发热者加贯众、板蓝根；痰中带血加仙鹤草。

【疗效】以本方治疗慢性咳嗽93例，疗程约1个月，平均服药20剂。结果临床治愈65例（咳嗽及临床体征消失；两周以上未发作），好转26例（咳嗽减轻，痰量减少），未愈2例（症状无明显改变）。

【来源】杨文华．加味玉屏风散治疗慢性咳嗽93例．内蒙古中医药，2010，(1)：75

六君子汤

党参　白术　茯苓各15g　姜半夏10g　陈皮10g　甘草6g

【用法】10岁以下剂量减半。水煎服，每日1剂，每天2次，共服7天。

【功效】补脾益气。

【适应证】**慢性咳嗽（肺脾气虚型）**。症见：咳声低微、咳则汗出、咯白稀痰、气短、声低、自汗、畏风寒、神疲，舌体胖大或有齿痕、苔白，脉弱。

【疗效】以本方治疗慢性咳嗽60例，结果治愈47例（咳嗽咳痰消失，患者无不适感觉），好转10例（咳嗽减少，但患者需进一步治疗），无效3例（咳嗽咳痰无好转）。

【来源】刘小平．六君子汤治疗慢性咳嗽60例报道．甘肃中医，2001，14（6）：15－16

麻黄附子细辛汤

麻黄10g　细辛6g　熟附子10～30g（先煎）

【用法】水煎服，每天2次，每日1剂。

【功效】微发汗以散邪，使阴阳相交。

【适应证】**慢性咳嗽（寒邪犯肺型）**。症见：咽痒、咯白黏痰、夜间咳甚、异味刺激咳甚、咳声短促、气逆上冲、恶寒、鼻塞、流涕、喷嚏、时有气短，舌苔薄，脉浮。

【临证加减】伴有咽部不适加半夏10g、砂仁15g，咳嗽痰多色白者加陈皮5g、半夏10g、茯苓10g，痰黄者加黄芩10g，肺脾气虚者加用黄芪15g、茯苓10g、白术10g，脾肾阳虚证加用山茱萸10g、淫羊藿15g。

【疗效】以本方治疗慢性咳嗽35例，结果临床控制19例（咳嗽消失，相关症状及舌、脉象明显改善），显效10例（咳嗽明显减轻，重度转为轻度，相关症状及舌脉象改善），有效4例（咳嗽减轻，重度转为中度、中度转为轻度，相关症状及舌脉象有所改善），无效2例（咳嗽无改变或反加重）。

【来源】武志娟，张大鹏，张志敏. 麻黄附子细辛汤加味治疗慢性咳嗽35例观察. 实用中医药杂志，2011，27（10）：671

麻杏薏甘汤

麻黄10g 杏仁12g 薏苡仁30g 甘草4g 百部15g 白前10g 桔梗15g 紫菀10g 荆芥6g 陈皮10g

【用法】水煎服，每天2次，每日1剂。

【功效】化痰理气，清热疏风，宣肺止咳。

【适应证】**慢性咳嗽（寒湿犯肺型）**。症见：咳声重浊、晨起或饮食不节或劳倦后咳甚、晨起或饭后或进食甘甜油腻痰多、咳甚则呕、咯白黏痰、痰出咳缓、口中黏腻感、胸闷、疲倦、咽中异物感、体形偏胖、神疲、食欲减退、大便溏，舌体胖大、舌质淡、苔白腻，脉滑。

【临证加减】伴痰黄稠，加天竺黄10g、川贝母6g（分3次冲服）；咳嗽无力、少气，加党参15g、黄芪35g；口咽干燥、舌红少苔，加沙参12g、麦冬15g、天冬12g；兼阴虚盗汗，加五味子12g、知母15g、地骨皮15g；餐后咳嗽或进食即咳，加黄连12g、吴茱萸3g、旋覆花12g（包煎）、厚朴15g；兼胁肋胀痛，加元胡15g、川楝子10g、当归15g、柴胡15g。

【疗效】以本方治疗慢性咳嗽54例，结果治愈12例（咳嗽消失，相关症状及舌、脉象明显改善），显效32例（咳嗽明显减轻，重度转为轻度，相关症状及舌、脉象改善），有效 8 例（咳嗽减轻，重度转为中度或中度转为轻度，相关症状及舌、脉象有所改善），无效 2 例（咳嗽无改变或加重）。

【来源】张俊红. 麻杏薏甘汤合止嗽散治疗慢性咳嗽 54 例. 中医研究，2011，24（3）：19 – 20

❀ 清降疏肺汤

桑白皮 10g　杏仁 10g　枇杷叶 10g　紫菀 20g　款冬花 20g　浙贝母 10g　桔梗 10g　前胡 20g　防风 10g　沙参 15g　甘草 10g

【用法】水煎服，每天 2 次，每日 1 剂。

【功效】清润祛风化痰，宣肺通窍止咳。

【适应证】**慢性咳嗽（热邪蕴肺型）**。症见：咳嗽阵作、咯黄黏痰、咳声高亢、气急或情绪激动时咳甚、气逆则咳、咳引胸痛、心烦易怒、口苦、口干欲饮、夜眠多梦、大便秘结、小便黄，舌红、苔黄，脉弦。

【临证加减】情志抑郁者加香附 15g；脘腹冷痛者加元胡 15g；气短乏力者加黄芪 20g；痰黏难咯者加海浮石 20g。

【疗效】以本方治疗慢性咳嗽 50 例，结果痊愈 36 例（咳嗽消失，相关症状及舌、脉象明显改善），显效 7 例（咳嗽明显减轻，重度转为轻度，相关症状及舌脉象改善），有效 2 例（咳嗽减轻，重度转为中度、中度转为轻度，相关症状及舌脉象有所改善），无效 5 例（咳嗽无改变或加重）。

【来源】杨春元. 清降疏肺汤治疗慢性咳嗽 50 例观察. 实用中医药杂志，2010，26（5）：303

❀ 双藤汤

雷公藤 20g　钩藤 15g　苏子 10g　郁金 10g　黄芩 10g　桔梗 6g　炙甘草 5g

【用法】水煎服，每天 2 次，每日 1 剂。5 剂为一疗程。

【功效】平肝降气肃肺。

【适应证】**慢性咳嗽（肝郁气逆型）**。症见：以干咳为主，或呛咳少痰，伴有咽痒如蚁行及痰黏喉梗之不适感，咽痒即咳，咳声连连，迁延不愈，口干舌燥，胸胁胀满甚或隐隐作痛，情志不畅易诱发或加剧，舌淡红，苔薄白

（腻），脉弦。

【疗效】以本方治疗慢性咳嗽 52 例，结果痊愈 46 例（咳嗽症状消失），有效 6 例（咳嗽症状明显减轻）。

【来源】殷卫东，谢友华，王永年. 双藤汤治疗慢性咳嗽 52 例. 四川中医，2007，25（2）：63

参苓汤

党参 3～10g　茯苓 10～25g　炙黄芪 5～30g　川贝母 5～10g（研面冲服）　白术 5～20g　薏苡仁 10～30g　陈皮 3～20g　半夏 3～15g　百部 5～10g　当归 5～10g　紫菀 5～15g　款冬花 5～10g　炙甘草 5～10g

【用法】水煎服，每天 2 次，每日 1 剂。10 天为 1 个疗程，一般用 2～3 个疗程。

【功效】脾肺气旺，痰饮能化，瘀血得祛。

【适应证】**慢性咳嗽（肺脾气虚型）**。症见：阵发性咳嗽，持续或反复咳嗽超过 3～4 周，白痰而清稀，咳声低微、咳则汗出、气短、声低、自汗、畏风寒、神疲，面色无华，食欲及睡眠不佳，舌体胖大或有齿痕、苔白，脉弱。

【疗效】以本方治疗慢性咳嗽 64 例，结果痊愈 36 例（咳嗽及临床体征消失，2 周以上未复发），好转 24 例（咳嗽减轻，痰量减少或干咳转为有痰），无效 4 例（治疗前后症状无明显改变）。

【来源】苗良. 参苓汤治疗慢性咳嗽 64 例. 实用中医内科杂志，2008，22（9）：19

益气化痰汤

黄芪 15g　茯苓 15g　防风 10g　杏仁 10g　法半夏 10g　白术 10g　陈皮 10g　苏子 10g　炙甘草 6g　干姜 6g　红花 6g

【用法】水煎服，每天 2 次，每日 1 剂。

【功效】益气化痰。

【适应证】**慢性咳嗽（肺脾气虚型）**。症见：一般为阵发性咳嗽，持续或反复咳嗽超过 3～4 周，白痰而清稀，咳声低微、咳则汗出、气短、声低、自汗、畏风寒、神疲，面色无华，食欲及睡眠不佳，舌体胖大或有齿痕、苔白，脉弱。

【临证加减】畏寒肢冷、咳嗽、痰多、气短食少，加桂枝、细辛、制附子；伴咽燥干痒、咳甚胸痛，去干姜加玄参、麦冬；咳而伴喘，头晕耳鸣，腰膝酸软，加补骨脂、山茱萸、肉苁蓉。

【疗效】以本方治疗慢性咳嗽 68 例，结果治愈 32 例（咳嗽及临床体征消失，2 周以上未发作），有效 28 例（咳嗽减轻，痰量减少），无效 8 例（症状无明显好转）。

【来源】任文辉．益气化痰汤治疗慢性咳嗽 68 例．河南中医，2006，26（7）：40－41

🪷 加味旋覆代赭汤

旋覆花（包）10g　代赭石 20g　生姜三片　半夏 10g　炙甘草 6g 大枣 5 枚　党参 15g　麻黄 10g　乌蛇 1 条

【用法】水煎服，每天 2 次，每日 1 剂。

【功效】降气化痰，益气和胃。

【适应证】**慢性咳嗽（胃气不和型）**。症见：干咳少痰，呛咳不已，易于夜间发作，常伴烧心反酸，进食后尤甚，两胁不舒，夜寐不安，舌淡红，苔薄白，脉弦。

【疗效】以本方治疗慢性咳嗽 30 例，结果临床控制 15 例（咳嗽症状消失），显效 8 例（咳嗽症状明显好转），有效 3 例（咳嗽症状好转），无效 4 例（症状无改变或加重）。

【来源】丘梅清．加味旋覆代赭汤治疗慢性咳嗽 30 例．广州医药，2011，42（5）：48－49

🪷 慢咳宁方

僵蚕 12g　车前子（包）10g　川贝母（冲服）6g　桔梗 6g　蝉蜕 5g　炒黄芩 10g　炙麻黄 6g　杏仁 8g　白前 8g　柴胡 8g　百部 10g 甘草 6g

【用法】水煎服，每天 2 次，每日 1 剂。

【功效】祛风宣肺止咳，润燥化痰，畅利气机。

【适应证】**慢性咳嗽（风邪恋肺型）**。症见：咳嗽频剧、咽喉发痒、咳痰量少色白或淡黄，或以干咳、呛咳为主，遇冷热空气或气味刺激尤甚，舌淡，苔白或薄腻。

【临证加减】大便干结者，加大黄（后下）6g、麻仁10g；气虚明显者，加太子参15g；阴液不足者加麦冬10g；痰多者，加法半夏10g、陈皮6g；畏寒怕冷者，加制附子（先煎）10g。

【疗效】以本方治疗慢性咳嗽32例，结果临床痊愈8例（疗效指数（N）≥95%，临床症状、体征消失或基本消失），显效10例（N≥70%，临床症状、体征均有好转），有效11例（N≥30%，临床症状、体征有所好转），无效3例（N＜30%，临床症状、体征无明显改善，甚或加重）。

【来源】陈昌华．"慢咳宁方"治疗慢性咳嗽32例临床观察．江苏中医药，2010，43（10）：43－44

风咳汤

炙麻黄6g　杏仁10g　紫菀15g　苏子10g　苏叶10g　炙枇杷叶10g　前胡10g　地龙10g　蝉蜕8g　牛蒡子10g　五味子10g

【用法】水煎服，每日1剂，水煎2次，3次分服。7日为1个疗程，根据病情连服1~4个疗程。

【功效】疏风宣肺。

【适应证】**慢性咳嗽中咳嗽变异性哮喘（风邪犯肺型）**。

【疗效】以本方治疗47例，全部患者依从性良好，完全根据处方用药，最长服用4个疗程，最短1个疗程。其中临床治愈（咳嗽症状消失，无定时发作，3个月内未复发）25例，显效（咳嗽症状明显减轻，定时发作次数明显减少）14例，有效（咳嗽症状减轻，仍有定时发作，但次数减少）6例，无效（咳嗽症状未改善）2例，总有效率95.7%。

【来源】林朝亮，蔡元培，张桂才．风咳汤加减治疗咳嗽变异性哮喘47例．光明中医杂志，2010，25（12）：2224

加味三叶汤

人参叶10g　枇杷叶10g　龙脷叶10g　紫菀10g　款冬花10g　浙

贝母 10g　苦杏仁 10g　桔梗 10g　前胡 10g　防风 10g　辛夷花 10g

苍耳子 10g　沙参 15g　甘草 6g

【用法】水煎服，每天 2 次，每日 1 剂。

【功效】清热疏风祛痰，润肺通窍止咳。

【适应证】**慢性咳嗽（鼻后滴流综合征－风痰肺燥型）**。症见：咳嗽阵作，时发时止，咽痒或咽痛，痒则逆呛作咳，无痰或痰少粘连成丝，咽部异物感或咽中痰黏滞难咯，鼻塞或鼻后鼻涕滴流感，口干，舌尖红少苔、或薄白薄黄苔，脉浮数或细数。

【疗效】疗效标准：临床控制：临床症状、体征消失或基本消失，证候积分减少 95％；显效：临床症状、体征明显改善，证候积分减少≥70％；有效：临床症状、体征均有好转，证候积分减少≥30％；无效：临床症状、体征无明显改善，甚或加重，证候积分减少不足 30％。

以本方治疗慢性咳嗽患者 29 例，临床控制 6 例，显效 22 例，有效 1 例，无效 0 例，总有效率 100％。

【来源】黄纯美，刘小虹，许仕杰．加味三叶汤治疗鼻后滴流综合征慢性咳嗽 30 例临床观察．新中医杂志，2009，41（4），51

🪷 养阴祛风方

桔梗 15g　五味子 15g　诃子 10g　防风 15g　钩藤 15g　地龙 10g

【用法】水煎服，每天 2 次，每日 1 剂。2 周一疗程。

【功效】养阴敛肺，祛风止咳。

【适应证】**慢性咳嗽（阴虚肺燥）**。症见：咳嗽反复或持续不断，秋冬多发，干咳无痰，昼轻夜重，痰少黏白，不易咳出，或痰中带少量血丝，口干咽燥，声嘶喉痒，可伴喘息，胸闷或胸胁隐痛，舌红少苔，脉细数。

【临证加减】气喘或胸闷者加炙麻黄 15g；声嘶者加木蝴蝶 10g，腊梅花 10g；咽部不适者加法半夏 15g，厚朴 10g；痰中带血者加地骨皮 15g，知母 15g；胸胁隐痛者加柴胡 15g，白芍 15g；阳气不足者加熟附子 10g，黄芪 20g。

【疗效】以本方治疗慢性咳嗽（阴虚肺燥型）患者 54 例，临床控制 20 例，显效 17 例，有效 11，无效 6 例，总有效率 88.9％。

【来源】何成诗．养阴祛风治疗慢性咳嗽的临床疗效观察．四川中医药杂志，2010，28（2）：79

🪷 苓桂术甘汤

茯苓 30g　桂枝 10g　白术 15g　甘草 10g　干姜 10g　半夏 10g

【用法】水煎服，每天 2 次，每日 1 剂。

【功效】温肺化饮，健脾利湿。

【适应证】**慢性咳嗽（中阳不足之痰饮）**。症见：胸胁支满，目眩，心悸，短气而咳，舌苔白滑，脉弦滑或沉紧。咳嗽虽以干咳无痰或少痰为主，但很多患者脉细无力，怕冷。

【临证加减】咽痒者加蝉蜕 10g；咳少量白黏痰者加川贝母 10g，杏仁 6g。

【疗效】以本方治疗慢性咳嗽患者 50 例，治愈（咳嗽症状完全消失）39 例，好转（咳嗽症状明显减轻）8 例，无效（咳嗽症状无改善）3 例，有效率为 94%。

【来源】陈冬梅．苓桂术甘汤加味治疗慢性咳嗽临床研究．中医学报，2012，27（175）：1641

🪷 桂枝加厚朴杏子汤

桂枝 15g　白芍 15g　生姜 15g　大枣 10g　炙甘草 10g　厚朴 10g
杏仁 10g

【用法】文火两煎，分 3 次服，服药后温覆取微汗。随症加减治疗 2 ~ 4 周。

【功效】辛温解表以祛邪，降逆平喘以安肺。

【适应证】**慢性咳嗽（风寒犯肺型）**。症见：咳嗽、咳痰连续 2 年以上，每年累积或持续至少 3 个月，并排除其他引起慢性咳嗽的病因。咳嗽、咳痰一般晨间明显，咳白色泡沫痰或黏液痰，加重期亦有夜间咳嗽。咳嗽、咳脓痰，甚至咯血。

【临证加减】夜间咳甚加地龙 10g，茜草炭 10g；鼻塞流涕加白芷 10g，辛夷 10g；痰黏难咯加川贝 10g，陈皮 10g；痰多者加桔梗 10g，葶苈 10g；久咳者加白术 10g，山茱萸 10g。文火两煎，分 3 次服，服药后温覆取微汗。随症加减治疗 2~4 周。

【疗效】治愈（咳嗽及临床体征消失，内伤咳嗽两周以上未发作）183 例，好转（咳嗽减轻，痰量减少）79 例，无效（症状无明显改善）16 例，总有效率94.2%。

【来源】谢木军，谢作权. 桂枝加厚朴杏子汤治疗慢性咳嗽278例. 实用中医药杂志，2013，29（1）：14

桑皮豆根汤

桑白皮15g　地骨皮12g　山豆根9g　苦杏仁9g　桔梗9g　紫菀9g　浙贝母9g　知母15g　芦根15g　甘草6g

【用法】每日1剂，水煎，分3次温服，治疗5天。治疗期间停用其他中西药物，同时嘱患者注意饮食清淡、戒烟酒。

【功效】清燥宣肺。

【适应证】**感染后咳嗽（燥邪伤肺型）**。症见：咳嗽无痰，或痰少难出，咽部干痒，形寒身热，舌尖红，苔黄，脉浮数或细数。

【疗效】用本方治疗感染后咳嗽（燥邪伤肺型）40例。痊愈25例（咳嗽消失，症状评分为0），好转12例（咳嗽明显减轻，症状评分较治疗前明显减少），无效3例（咳嗽无明显改变，症状评分无变化）。有效率92.5%。

【来源】梁胜斌. 桑皮豆根汤治疗感染后咳嗽40例. 中医研究，2013，26（4）：23

三仁汤

薏苡仁20g　炒杏仁12g　半夏10g　白蔻仁10g　浙贝10g　白芷10g　酒炒黄芩10g　厚朴6g　通草6g　桔梗6g　炙紫菀6g　甘草5g

【用法】水煎，日1剂，300ml/剂，分早晚2次温服，疗程1周。

【功效】宣肺止咳，化痰祛湿。

【适应证】**慢性咳嗽（寒湿蕴肺）**。

【疗效】以本方治疗慢性咳嗽71例，治愈15例（咳嗽消失，相关症状及舌、脉象明显改善），显效31例（咳嗽明显减轻，由重度转为轻度，相关症状及舌脉象改善），有效19例（咳嗽减轻，由重度转为中度，或由中度转为轻度，相关症状及舌脉象有所改善），无效6例（咳嗽无改变或反加重），总有效率为91.5%

【来源】谭捷，吕献青. 应用三仁汤从湿论治慢性咳嗽临床观察. 四川中医杂志，2010，28（11）：83

小陷胸汤合止嗽散

瓜蒌20g 半夏10g 黄芩10g 紫菀15g 百部15g 杏仁10g 桔梗10g 荆芥10g 玄参15g 赤芍10g 蝉蜕6g 僵蚕6g

【用法】水煎服，每天2次，早晚各1次，每日1剂。

【功效】燥痰润化，风邪祛除。

【适应证】**慢性咳嗽。**

【疗效】经上述方法治疗慢性咳嗽患者130例1～4个疗程后，痊愈（咳嗽及临床体征消失；内伤咳嗽在2周以上未发作者）81例；好转（咳嗽减轻，痰量减少）39例；无效（症状无明显改变）10例，总有效率92.3%。在痊愈的81例患者中治疗1个疗程的26例；治疗2个疗程的41例；治疗3个疗程以上的14例。

【来源】张淑英．小陷胸汤合止嗽散治疗慢性咳嗽临床观察．辽宁中医杂志，2010，37（8）：1521

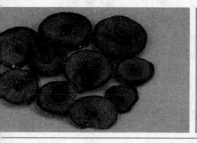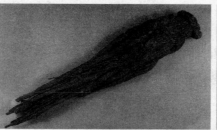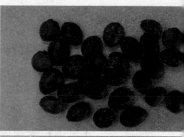

第七章
支气管哮喘

支气管哮喘（简称哮喘）是由多种细胞（嗜酸性粒细胞、肥大细胞、T淋巴细胞、中性粒细胞和气道上皮细胞等）和细胞组分参与的气道慢性炎症性疾患。这种慢性炎症导致气道高反应的增加，通常出现广泛多变的可逆性气流受限，并引起反复发作性的喘息、气急、胸闷或咳嗽等症状，常在夜间和（或）清晨发作、加剧，多数患者可自行缓解或经治疗后缓解。可发生于任何年龄，但大多数于12岁以前起病，男孩多于女孩，约（2~3）：1。好发于秋冬季节，寒冷地带高于温暖地区。

支气管哮喘属于中医学"哮病"、"咳嗽"等范畴，是由宿痰伏肺，遇诱因引触，以致痰阻气道，气道挛急，肺失肃降，肺气上逆所致发作性的痰鸣气喘疾患。治疗上，采取发时治标，缓时治本的基本原则。发时攻邪治标，祛痰利气，寒痰宜温化宣肺，热痰当清化肃肺，痰浊壅肺应去壅泻肺，风痰当祛风化痰，表证明显者兼以解表；反复日久，正虚邪实者又当攻补兼顾，不可拘泥；平时扶正治本，阳气虚者应温补，阴虚者宜滋养，分别采取补肺、健脾、益肾等法，以冀减轻、减少或控制其发作。

🪷 小青龙汤

麻黄 9g　桂枝 10g　干姜 6g　细辛 4.5g　芍药 12g　半夏 12g　五味子 9g　甘草 10g

【用法】水煎服，每天 2 次，每日 1 剂。

【功效】温肺散寒，豁痰利气。

【适应证】**支气管哮喘（外寒里饮型）**。症见：喘促，喉中哮鸣有声，胸膈满闷如塞，咳嗽，咯痰色白，面色晦暗，口不渴，或渴喜热饮，天冷及受寒易发，形寒怕冷，舌苔白滑，脉弦紧或浮紧。

【临证加减】痰浊壅盛，咯吐不爽者可减去五味子加用三子养亲汤，即苏子、白芥子、莱菔子，以降气豁痰；如出现畏寒肢冷等肾阳亏虚，肾失摄纳之证可加用制附子以温肾扶阳，纳气平喘；如见脘闷苔腻，痰湿内蕴之证则可加用平胃散即苍术、厚朴、陈皮、甘草，取苍术燥湿健脾，厚朴除满消胀；咳甚者加炙紫菀、款冬花以止咳化痰；偏于痰热者，加石膏。

【疗效】以本方治疗支气管哮喘 110 例，临床治愈（咳喘平息，喉中无哮鸣，双肺哮鸣音消失）63 例；好转（咳喘平息，喉中无哮鸣，双肺可闻及少许或偶有哮鸣音或夜间可闻及哮鸣音）40 例；无效（临床症状稍有缓解，喉中仍有哮鸣，双肺哮鸣音无明显改善）7 例。总有效率 93.64%。

【来源】王莉莉，薛蕾. 小青龙汤治疗寒哮 110 例疗效观察. 实用中医内科杂志，2008，22（1）：28

🪷 蠲哮汤

葶苈子 15g　青皮 10g　陈皮 10g　槟榔 10g　牡荆子 15g　鬼箭羽 15g　大黄 10g　生姜 3 片

【用法】水煎服，每天 2 次，每日 1 剂。

【功效】泻肺除壅，涤痰行瘀，行气平喘。

【适应证】**支气管哮喘（痰瘀壅塞型）**。

【临证加减】临证时可加用桂枝茯苓丸（桂枝 10g、茯苓 10g、丹皮 10g、赤芍 15g、桃仁 10g）加强活血化瘀作用；痰黏稠不易咳出、痰出则喘减，加礞石 20g、鹅管石 20g、海蛤壳 20g 以涤顽痰；大便干结，大黄宜生用后下；稀溏，大黄宜熟用同煎、剂量不变。

【疗效】以本方治疗支气管哮喘 67 例，结果临床控制 23 例（喘息症状及肺部哮鸣音消失或不足轻度者），显效 24 例（喘息症状及肺部哮鸣音明显好转，症状积分值下降 >2/3），有效 15 例（喘息症状及肺部哮鸣音有好转，积分值下降 2/3～1/3），无效 5 例（喘息症状及肺部哮鸣音无好转及加重，积分值下降不及 1/3）。总有效率 92.54%。

【来源】陈兴华，陈建建. 蠲哮汤治疗支气管哮喘的临床研究. 湖南中医药导报，1996，2（1）：11－14

🪷 温阳益气护卫汤

生黄芪 30g　白术 10g　防风 10g　仙茅 10g　仙灵脾 15g　桂枝 10g　白芍 10g　大枣 6 枚　生姜 3 片　炙甘草 6g

【用法】水煎服，每天 2 次，每日 1 剂。

【功效】益气温阳，护卫御敏。

【适应证】**支气管哮喘缓解期，用于预防哮喘发作。**

【临证加减】痰多苔腻脉弦滑，加苏子 10g、小牙皂 6g、法半夏 10g 以涤痰平喘；舌红暗唇红，加丹皮 10g、赤芍 15g、紫草 15g 以清热祛瘀。

【疗效】基于"气阳虚弱"是哮喘反复发作的重要内因而创制的温阳益气护卫汤，融补脾、益肺、温肾于一体，可增强御邪和抗过敏能力，提高机体免疫调节能力，增强呼吸道对环境中刺激因子适应性等；同时减少了气道 EOS 数量、降低 ECP 水平（$P < 0105$）以减轻气道炎症，降低气道高反应（$P < 0101$）。从而有效地预防和减少哮喘的发作。

【来源】吴健卫. 温阳益气护卫汤预防哮喘发作的临床研究. 中华中医药杂志，2005，20（7）：434－436

🪷 补肺定喘汤

人参 10g　黄芪 20g　白术 12g　麻黄 10g　杏仁 10g　川贝 12g　茯苓 20g　熟地 20g　鹿角胶 20g　牛膝 30g　麦冬 20g　五味子 20g　半夏 12g　款冬花 20g　桑白皮 20g

【用法】加水 600ml，先煎麻黄，去上沫，纳诸药同煎．去渣温服。水煎 2 次，每次取汁 200ml，早晚各服 1 次。每日 1 剂，15 天为 1 个疗程，间隔 3 天后进行第 2 疗程。

【功效】补肺益气，健脾化痰，纳肾定喘。

【适应证】**支气管哮喘缓解期（肺脾肾气虚型）。**

【临证加减】若咳喘气急，痰黄难咯，加黄芩 6～12g、石膏 20～30g、瓜蒌 9～15g；吐黄痰黏稠腥臭，加芦根 9～12g、薏苡仁 10～20g；若痰白清稀，加白芥子 6～10g、紫菀 10g；若纳差乏力，腹胀便溏者，加党参 9～15g、砂仁 10～12g、扁豆 9～15g、焦三仙（炒山楂、炒麦芽、炒神曲）各 10g；若脾肾虚弱者，加冬虫夏草 9～15g、紫河车 9～12g；若呼多吸少，动则喘甚，畏寒肢冷，加蛤蚧 10～12g、制附子 6～10g，枸杞 10～20g、山药 20～30g；若面色紫绀，唇舌青紫，加桃仁 9～12g、红花 10～15g。

【疗效】以本方治疗支气管哮喘 31 例，治愈 20 例：症状缓解，体征消失，体温正常，X 线检查肺部纹理清晰，实验室检查白细胞、中性粒细胞均正常；好转 9 例：咳喘明显缓解，体征较前减轻，体温正常或稍高，X 线检查肺部纹理增粗，实验室检查白细胞、中性粒细胞均正常或稍高于正常；无效 2 例：症状体征及辅助检查无改变。有效率 93.5%。

【来源】鄢艰生．补肺定喘汤治疗哮喘 31 例．中医药临床杂志，2005，17（3）：261

❀ 补虚止哮汤

黄芪 30g　半夏 12g　白果 12g　皂荚 3g　淫羊藿 15g　补骨脂 15g 五味子 15g　射干 10g　杏仁 12g　白术 15g　茯苓 12g　炙麻黄 6g　桃仁 10g　甘草 10g

【用法】水煎服，每天 2 次，每日 1 剂。

【功效】补肾，健脾，益肺，理气化痰，活血祛瘀之功。

【适应证】**支气管哮喘缓解期（脾肾气虚型）。** 症见：咳嗽痰多，胸闷气喘，不能平卧，喉中痰鸣，面色淡白，腰膝酸软，乏力，汗出，纳差，便溏，唇暗，舌淡紫，苔薄腻，脉沉细。

【临证加减】痰多色白者加干姜、莱菔子；痰多稠黄者加瓜蒌仁、鱼腥草；胸胁不舒者加枳壳、香附；血瘀者加丹参、川芎。

【疗效】以本方治疗支气管哮喘 34 例，治愈 25 例，好转 8 例，无效 1

例，有效率97.06%。

疗效标准参照中华医学会呼吸病分会《支气管哮喘防治指南》中制定的标准。痊愈：呼吸困难消除，双肺哮鸣音消失；好转：呼吸困难明显减轻，双肺哮鸣音明显减少；无效：呼吸困难、哮鸣音均无明显变化。

【来源】曹郑云.补虚止哮汤治疗支气管哮喘34例疗效观察.云南中医中药杂志，2005，26（3）：26

参苓白术散

人参6g　白术15g　茯苓15g　炙甘草6g　山药9g　砂仁3g　薏苡仁15g　莲子肉12g　白扁豆12g　陈皮12g　大枣5枚　桔梗12g

【用法】水煎服，1剂/天，分2次服。治疗15～30天，治疗期间忌烟酒辛辣。

【功效】健脾运湿化痰。

【适应证】**哮喘非急性发作期**。症见：咳嗽、痰多稀薄、时汗出等症的病人。

【疗效】以本方治疗支气管哮喘26例，其中显效10例，效果良好6例，有效7例，无效3例。总有效率为88%。

持续1年未发作者为显效；1年来发作次数减少过半者为效果良好；1年内发作明显减少者为有效；1年来发作次数无明显减少者或加重者为无效。

【来源】苗祥东.参苓白术散治疗哮喘26例.天津中医药，2003，20（5）：73

参芪定喘汤

麻黄10g　人参15g　黄芪25g　枇杷叶　紫菀各20g　杏仁　紫苏子　桑白皮　款冬花　半夏　陈皮　炙甘草各15g

【用法】水煎服，每天2次，每日1剂。疗程2个月。治疗期间均不予其他治疗。注意避风寒，避免劳累，生活方式不变。

【功效】宣肺降气，化痰平喘，扶助正气。

【适应证】**哮喘有呼吸气促、喉中痰鸣、咳嗽、痰多、胸闷等邪实的表现，同时又存在气短、乏力、动则尤甚、易感外邪等气虚证候**。

【疗效】以本方治疗支气管哮喘32例，临床控制9例，显效13例，有效

6 例，无效 4 例，总有效率 87.5%。

疗效标准：临床控制：哮喘症状完全缓解，即使偶有轻度发作不需用药即可缓解，肺部哮鸣音消失或极少量散在哮鸣音。显效：哮喘发作较治疗前明显减轻，肺部哮鸣音明显减少。有效：哮喘症状有所减轻，肺部哮鸣音减少。无效：临床症状、肺部哮鸣音无改善。

【来源】宋歌．参芪定喘汤治疗支气管哮喘 32 例．中国中医急症，2007，16（8）：999

❀ 参术汤

红参（研末冲服）4g　蛤蚧（研末冲服）6g　黄芪 25g　白术 20g　茯苓 20g　甘草 6g

【用法】水煎服，每天 2 次，每日 1 剂。

【功效】益气健脾补肾。

【适应证】**支气管哮喘缓解期（肺脾气虚型）**。

【疗效】以本方治疗支气管哮喘 45 例，临床控制 31 例，显效 11 例，有效 3 例，无效 0 例，临床控制显效率 93.34%。

【来源】李明星．参术汤治疗支气管哮喘缓解期 45 例临床研究．吉林中医药，2006，26（3）：91

❀ 柴黄半夏茯苓汤

柴胡 12g　黄芩 9g　半夏 9g　茯苓 9g　枳实 9g　白芍 9g　大黄 5g　桂枝 9g　桃仁 9g　陈皮 9g　牡丹皮 9g　甘草 3g　生姜 3 片　大枣 5 枚

【用法】水煎服，每天 2 次，每日 1 剂。

【功效】理气化痰，健脾燥湿。

【适应证】**支气管哮喘**。喘促，喉中痰鸣，胸胁满闷，气短，口干口苦，或大便秘结，或伴恶寒，关节痛，或喘而汗出，哮喘多于夜间发作，或于夜间加重，舌红苔腻，脉弦滑数或弦细有力。

【临证加减】喘而汗出加麻杏甘石汤，口渴心烦加生石膏，合并外感加麻黄、杏仁、葛根，痰涎壅盛加小青龙汤。

【疗效】以本方治疗支气管哮喘 39 例。近期治愈（哮喘控制，肺部痰鸣音消失）14 例；好转（哮喘缓解，或治疗期间发作次数减少）19 例；未愈（治疗一疗程症状无变化）6 例。总有效率 84.6%。

【来源】巩延林. 柴黄半夏茯苓汤治疗支气管哮喘 39 例. 山东中医杂志, 2006, 25 (4): 552

蝉地二陈汤

蝉蜕　地龙　法半夏　化红　知母　炙麻绒　川贝母各 10g　茯苓 15g　甘草 6g

【用法】轻型每日 2 次，每周 3 剂，每剂 2 日；中型每日 3 次，每周 3 剂，每剂 2 日。

【功效】熄风解痉平喘，止咳清热。

【适应证】轻中度哮喘。

【临证加减】偏实热者加炒黄芩 10g、蒲公英 15g；偏虚寒者加干姜 10g，细辛 4.5g。

【疗效】以本方治疗支气管哮喘 42 例患者中，有 12 例达到临床控制标准，26 例达到显效标准，2 例好转，2 例无效，总有效率 90.5%。

【来源】张家榴，姚为群，张静珊. 蝉地二陈汤加吸入疗法治疗轻中度哮喘 42 例疗效观察. 云南中医中药杂志, 2005, 26 (2): 32

丹地桃仁汤

丹参 30g　地龙 15g　桃仁 10g

【用法】水煎服，每天 2 次，每日 1 剂。

【功效】活血化瘀。

【适应证】支气管哮喘急性发作期。

【临证加减】结合中医分型辨证进行加减。外寒内饮型：症见形寒怕冷，身楚无汗，痰鸣喘急，痰稀色白，胸闷，苔白，脉浮紧。治拟活血化瘀，温肺化饮，止咳平喘，基本方合小青龙汤化裁。外寒里热型：症见形寒头痛，身热口渴，痰鸣气喘，张口抬肩，痰黄而稠，汗出面赤，大便闭结，苔黄，脉滑数。治拟活血化瘀，清肺化痰，止咳平喘，基本方合麻杏石甘汤加减。

痰浊阻肺型：症见咳嗽气喘，胸膈满闷，喉间痰鸣有声，气逆倚息不能平卧，苔白腻，脉滑。治拟活血化瘀，燥湿化痰，降气定喘，基本方合二陈汤、苏子降气汤化裁。

【疗效】疗效判断参照《中药新药临床研究指导原则》中的有关标准，以本方治疗支气管哮喘 31 例，结合临床，治疗以症状、体征消失，实验室检查正常为显效，共 23 例；症状、体征好转，实验室检查基本正常为有效，共 6 例；症状、体征无改善，甚至恶化为无效，共 2 例，总有效率为 93.5%。

【来源】贺小丽. 丹地桃仁汤治疗哮喘 31 例. 黑龙江中医药，2006.（5）：7－8

定喘膏

吴茱萸 3g　白果　白芥子各 2g　桔梗　徐长卿各 6g

【用法】将上药研成细末放入干燥瓶中备用。应用方法：在每年的初伏、中伏、末伏的第一天来院敷贴，将药末用老陈醋调成膏状，分别敷在肺俞（双）、心俞（双）、膈俞（双）、涌泉（男左女右），膻中。2～5 岁小儿敷贴 6～8 小时，5 岁以上敷贴 12 小时，连续贴 3 天，如出现小水泡可外敷紫药水。

【功效】定喘止嗽。

【适应证】**哮喘缓解期**。症见面色少华㿠白，纳呆食少，易患感冒，舌质红、苔白或黄，脉缓弱，指纹紫滞风关或气关。对处方中药物有过敏者不可用。

【疗效】以本方治疗支气管哮喘 72 例，显效 45 例，有效 21 例，无效 6 例。总有效率 91.5%。

疗效标准：显效：治疗后 2 年较治疗前 2 年发作次数下降 70% 以上，发作程度由重度降为中度和轻度，或由中度降为轻度的 50% 以上。有效：治疗后 2 年较治疗前 2 年发作次数下降 30% 以上，发作程度由重度降为中度，或由中度降为轻度的 30% 以上，持续时间缩短 30% 以上。无效：治疗前后 2 年内发作频度、程度、持续时间无变化。

【来源】赵燕娥. 定喘膏外敷治疗小儿哮喘 72 例. 陕西中医，2004，24（6）：488

二三平喘汤

茯苓 18g　半夏 15g　陈皮 18g　甘草 10g　乌梅 10g　炒苏子 6g

炒白芥子6g　炒莱菔子12g　川厚朴12g　炒苍术12g　生姜3g　大枣5枚（二三平喘汤即二陈汤、三子养亲汤、平胃散3张方剂的组合处方）

【用法】水煎服，每天2次，每日1剂。5剂为一疗程。一般1个疗程见效，2~3个疗程痊愈。

【功效】燥湿利气化痰。

【适应证】**支气管哮喘**。

【临证加减】冷哮型：主症有胸膈满闷、咳喘气急、痰涎清稀、面色晦暗、舌淡苔白滑、脉弦紧、可见寒热身疼等表症。在上方中加入麻黄、细辛、全蝎、僵蚕、紫菀、射干，发散风寒，温肺平喘。

热哮型：烦闷不安，喉间痰鸣，痰色黄稠难咯、发热口渴，舌红苔黄浊，脉滑数。上方中减苍术加入麻黄、杏仁、石膏、川地龙、蝉蜕，清热化痰，宣肺平喘。

肺虚型：症有自汗怕风，呼吸短促，言语无力，舌淡神疲，脉微弱，易外感，因气味、花粉过敏和季节变化诱发哮喘。在上方中加入白术、黄芪、党参、全蝎、白僵蚕，补肺固表，解痉平喘。

脾虚型：症有不思饮食，脘腹痞满，或大便溏泄、四肢无力、舌淡胖、苔白腻、脉细缓、常因饮食不节而诱发哮喘。可在上方中加入炒山药、黄芪、薏苡仁，补脾健胃，培土生金。

肾阳虚型：症有喘而跗肿、恶寒肢冷、气短喘促、舌淡、脉细微或沉弱。上方中加入制附子、肉桂、冬虫夏草、菟丝子，温肾壮阳，固本纳气。

肾阴虚型：咳喘咽疼、面红舌燥，手足心热、舌红脉细数。可在上方中加入瓜蒌仁、麦冬、五味子、生地、山萸肉、肉苁蓉，滋阴润肺，止咳平喘。

【疗效】以本方治疗支气管哮喘55例中，痊愈48例，有效7例。

疗效标准：痊愈：咳喘、气急、呼吸困难等症状全部消失，听诊、胸片血象正常，1年内未见复发。好转：临床症状基本消失，听诊、胸透或胸片、血象明显改善。1年内复发按上方治疗仍能有所好转。无效：临床症状及胸片、血象无好转。

【来源】康石泉．二三平喘汤治疗哮喘55例疗效观察．中医论坛，2008，5（8）：1077

🪷 防风通圣散

防风 15g　荆芥 15g　滑石 15g　连翘 12g　白芍 12g　黄芩 12g　薄荷 10g　川芎 10g　当归 10g　山栀 10g　桔梗 10g　芒硝（冲服）10g　麻黄 6g　甘草 6g　大黄（后下）6g　石膏 30g

【用法】水煎服，每天 2 次，每日 1 剂。一般服 1 剂即腹泻，泻出大量泡沫黏液大便，如每日大便超过 3 次，第 2 剂去大黄、芒硝；如服药后未腹泻，第 2 剂时增加大黄用量至 10g，直至腹泻。泻后去硝、黄，继续服 1~3 剂。

【功效】疏风解表，清热攻下。

【适应证】**支气管哮喘急性发作期。**

【疗效】以本方治疗支气管哮喘 46 例，治愈 24 例，好转 18 例，无效 4 例，总有效率 91.3%。

疗效标准：参照国家中医药管理局发布的《中医病证诊断疗效标准》。治愈：临床症状完全缓解，肺部哮鸣音消失；好转：临床症状明显缓解，肺部散在哮鸣音；无效：临床症状及体征无减轻。

【来源】范红玲. 防风通圣散治疗支气管哮喘急性发作 46 例. 浙江中医药杂志，2004，（8）：333

🪷 瓜蒌薤白半夏汤

全瓜蒌（打碎）15g　桑白皮 15g　薤白 9g　法半夏 10g　陈皮 10g　炙紫菀 10g　款冬花 10g　杏仁 10g　苏子 10g　甘草 5g

【用法】水煎服，每天 2 次，每日 1 剂。10 天为一疗程。

【功效】行气散结，祛痰平喘。

【适应证】**支气管哮喘（痰浊内蕴型）。**

【临证加减】恶寒加川桂枝 10g、生姜 5g；痰鸣息涌不得卧加葶苈子、广地龙各 15g；便秘加制大黄 10g、玄明粉（冲）3g；痰黄黏稠难出加知母 10g、鱼腥草 15g。

【疗效】以本方治疗支气管哮喘 60 例，痊愈 18 例，有效 41 例，无效 1 例。总有效率 98.3%。

疗效标准：显效：咳喘症状消失，双肺无干湿性啰音，停药后 1 年内无复发。有效：咳喘症状明显减轻，双肺仍有少许干湿性啰音，停药后半年内无复发。无效：症状、体征无明显改善。

【来源】严华.瓜蒌薤白半夏汤加味治疗支气管哮喘60例.实用中医药杂志,2005,21（6）：443

活血平喘汤

炙麻黄10g 地龙10g 当归20g 蜈蚣（去头尾）3条 丹参10g 生芍药15g 炙甘草5g 五味子10g 风寒加细辛10g 苏子（布包）10g

【用法】水煎服，每日1剂，白天服用2汁，睡前服头汁，入夜哮喘发作明显或病重者2煎合并，临睡前1次顿服。

【功效】理气活血，化痰降气。

【适应证】支气管哮喘（顽固性）。

【临证加减】风热加黄芩10g、生石膏20g；痰湿加半夏10g、苍术10g；痰热加射干10g；大便秘结加生大黄5g（后下）；肾气虚加炙黄芪20g、太子参15g；肾阳虚加蛤蚧3g（研粉冲服）；肾阴虚加女贞子10g。

【疗效】以本方治疗支气管哮喘46例，显效20例，有效22例，无效4例，总有效率为91.3%。

疗效判定标准参照《支气管哮喘中西医诊断与治疗》。显效：咳喘及临床特征消失，即使偶有发作，也不需治疗即可缓解，观察以上无复发；有效：咳喘减轻，痰量减少，发作次数少，时间短；无效：临床症状、特征无明显好转。

【来源】王金兰.活血平喘汤治疗顽固性支气管哮喘46例.福建中医药,2006,37（2）：35

抗敏定喘汤

麻黄10g 杏仁15g 地龙15g 蝉蜕10g 僵蚕10g 法半夏12g 葶苈子30g 款冬花12g 柴胡10g 黄芩15g 车前子15g 浙贝母15g 甘草6g

【用法】发作期每日1剂，水煎分2次顿服，15天为1个疗程，一般服药2个疗程。缓解期用抗敏定喘汤去葶苈子加补骨脂12g、白术15g、当归15g、黄芪 30g，并酌情选用中成药金水宝、蛤蚧定喘丸等，隔日 1 剂，水煎分 2 次顿服，一般服药 1~3 个月。

【功效】祛风化痰，宣肺平喘。

【适应证】**支气管哮喘**。

【临证加减】咳痰黄稠加芦根、鱼腥草，痰清稀量多，去黄芩加细辛、桂枝、生姜，心悸、气短乏力者加红参、黄芪。

【疗效】以本方治疗支气管哮喘 56 例，显效 32 例，有效 13 例，好转 9 例，无效 2 例，总有效率 96.43%。

疗效判定标准参考《支气管哮喘的诊断、分期和疗效评定标准》。显效：哮喘症状全部消失，即使偶有发作，不需治疗，即可缓解；有效：与治疗前比，发作程度轻，次数少，时间短暂；好转：治疗后发作程度轻，次数少，持续时间短；无效：治疗前后无变化或症状加重。

【来源】梁珊. 抗敏定喘汤治疗支气管哮喘 56 例. 黑龙江中医药，2003，(4)：25

🌸 六君子汤

党参 9g　白术 6g　茯苓 6g　甘草 6g　半夏 6g　陈皮 6g

【用法】水煎服，每天 2 次，每日 1 剂，10 日为一疗程。

【功效】补脾益肺，燥湿化痰。

【适应证】**小儿哮喘缓解期**。症见：神情倦怠，面色少华，汗多，纳差，时喉中痰鸣，气短，舌淡，苔白，脉沉无力。

【临证加减】汗多明显者，加五味子 6g，气短、畏寒怕冷者加黄芪 12g。

【疗效】以本方治疗支气管哮喘 60 例，痊愈 40 例（服中药 10~30 剂，临床症状及体征完全消失，随访 2 年无复发），有效 19 例（服中药 10~30 剂，发作间期显著延长，发作时症状轻微），无效 1 例（治疗前后症状、体征无变化）。总有效率为 98.3%。

【来源】赵丽英，侯丽娟. 六君子汤治疗小儿哮喘 60 例. 中国乡村医药杂志，2003，10 (6)：33

🌸 平哮汤

炙麻黄 6g　白果 15g　法半夏 9g　地龙 10g　蝉蜕 10g　浙贝母

10g 款冬 10g 桔梗 10g 甘草 5g

【用法】水煎服，每日 1 剂，2 煎混合分 2 次温服。

【功效】祛风宣肺。

【适应证】**哮病（风哮证）**。表现为反复发作，发时喉中哮鸣有声，时发时止，止时又如常人，发前多有鼻痒、咽痒、喷嚏、咳嗽等。

【临证加减】对喉中痰鸣如水鸡声，倚息不能平卧者，加射干、葶苈子以泻肺平喘；对发作前鼻痒、咽痒较甚者，加牛蒡子、僵蚕；伴鼻流清涕，加白鲜皮、紫荆皮；咳痰不爽，加瓜蒌、胆星；顽痰难祛，加海浮石、钟乳石；对久咳挟瘀者，加当归。

【疗效】以本方治疗支气管哮喘 30 例，临床控制 3 例，显效 16 例，好转 8 例，无效 3 例，总有效率 90%。

【来源】赵东凯.平哮汤治疗支气管哮喘风哮证 60 例临床观察.中国社区医师，2005，9（156）：63

芪蝎龙搜风固本汤

黄芪 18g 全蝎 10g 僵蚕 10g 炙麻黄 10g 法半夏 10g 地龙 15g 紫菀 15g 葶苈子 15g 苏子 12g 陈皮 5g

【用法】水煎服，每天 2 次，每日 1 剂。10 天为一疗程。

【功效】益气升阳，补肺固表。

【适应证】**支气管哮喘（正气亏虚、风盛痰阻型）**。

【临证加减】若兼夹风寒表证者加苏叶 12g，属风热者加黄芩 12g、鱼腥草 15g，肺肾两虚者加黄精 30g、白术 15g。

【疗效】以本方治疗支气管哮喘 78 例，3 个疗程统计疗效。治疗组完全缓解（呼吸急促、喉中哮鸣音、胸闷咳嗽、不能平卧完全消失）46 例，好转（呼吸急促、胸闷咳嗽、不能平卧明显减轻）25 例，无效（其症状无减轻）7 例，总有效率 91.0%。

【来源】李馥媛.芪蝎龙搜风固本汤治疗支气管哮喘 78 例观察.实用中医药杂志，2004，20（5）：229

三桑肾气汤

补骨脂 15g 杜仲 15g 桑寄生 15g 附子 10g 桂枝 10g 胡桃肉

10g 熟地 20g 怀山药 15g 茯苓 15g 泽泻 15g 丹皮 15g 山茱萸 15g 五味子 6g

【用法】每日 1 剂，分 2 次口服，1 月为一疗程，治疗 2 个疗程以上。

【功效】补肾培本。

【适应证】**支气管哮喘**。临床表现为呼吸急促，动则更甚，喉中哮鸣有声，胸膈满闷，咳嗽，咳痰。

【临证加减】阳虚饮停、上凌心肺，有肢体浮肿、尿少、舌质淡胖者加用黄芪 20g、防己 12g、万年青根 12g；心阳不振、血脉瘀阻，有面青唇紫者加用丹参 15g、红花 8g、川芎 12g；中气不足，食少便溏者加用人参 6g、炒白术 15g、炙甘草 8g。

【疗效】以本方治疗支气管哮喘 88 例，临床治愈 56 例，有效 18 例，无效 14 例，总有效率 84.1%。

疗效标准：临床治愈：咳喘症状消失，随访 2 年以上无复发。有效：症状发作次数明显减少或症状减轻。无效：症状无明显改善，仍反复发作。

【来源】汪德信. 三桑肾气汤加味治疗支气管哮喘 88 例. 实用中医药杂志, 2006, 22 (4)：022

🪷 三子养亲汤

白芥子 10g 苏子 15g 莱菔子 15g 桂枝 10g 炙麻黄 10g 干姜 10g 细辛 6g 洋金花 10g 苦杏仁 15g 款冬花 10g 桔梗 10g 前胡 10g 紫菀 10g

【用法】每日 1 剂，分 2 次口服，7 剂为一疗程。

【功效】降气化痰平喘，温肺散寒。

【适应证】**支气管哮喘（寒哮证型）**。症见：面色青晦，喘息，吼中哮鸣有声，咳吐稀痰，胸痛满闷，畏寒，小便少，大便正常，舌淡苔薄白，脉浮紧。

【临证加减】热哮者上方可加生石膏 30g（先煎）、黄芩 15g、桑白皮 10g、鱼腥草 20g；咳甚者加仙鹤草 30g、百部 10g；喘甚者加射干 15g、白果 10g、地龙 10g、僵蚕 10g；阴虚痰少者加沙参 10g、麦冬 10g、生地 10g。

【疗效】以本方治疗支气管哮喘 40 例：临床控制 35 例，显效 3 例，有效 1 例，无效 1 例。

疗效标准：临床控制：哮喘症状完全控制，体征消失，停药后不再复发者。显效：哮喘症状明显减轻，发作次数明显减少。有效：症状减轻，仍需服药维持。病情无变化或加重。

【来源】梁彩丽．三子养亲汤加味治疗支气管哮喘40例疗效观察．中医中药，2007，4（10）：178

射干麻黄汤

射干4g　炙麻黄5g　杏仁2g　细辛2g　干姜4g　姜半夏6g　紫菀2g　款冬花5g　五味子2g　大枣2枚

【用法】每日1剂，水煎，每剂煎2次，分2~4次服。婴儿可少量频频服用，1岁以下者药量减半，2岁以上者药量酌情增加。

【功效】温化痰饮，宣肺肃降。

【适应证】哮喘（痰饮郁结、肺气上逆）。

【疗效】以本方治疗支气管哮喘62例，痊愈49例，显效8例，有效3例，无效2例，总有效率96.77%。

疗效标准：痊愈：哮喘及伴发症状全部消失，听诊两肺无哮鸣音。显效：哮喘及症状明显改善，发作次数明显减少，肺部偶闻及哮鸣音。有效：哮喘症状减轻，发作次数减少。无效：哮喘及症状无明显改善。

【来源】林杨．射干麻黄汤加味治疗小儿哮喘62例．中国中医急症，2004，13（1）：6

石英参芪汤

紫石英15g　鹅管石15g　南沙参10g　北沙参10g　炙黄芪10g　炙紫菀10g　炙冬花15g　熟地黄15g　甜苁蓉10g　广陈皮10g　炙甘草6g

【用法】水煎服，每天2次，每日1剂。

【功效】培元补气。

【适应证】支气管哮喘（肺肾两虚型）。

【疗效】以本方治疗支气管哮喘62例，达到痊愈者10例，显效33例，有效11例，无效8例，总有效率87.1%。

疗效判定标准：临床治愈：疗程结束后不需任何药物，保持无症状达 1 年以上者。显效：偶用支气管舒张药物而支气管哮喘缓解者。有效：支气管症状有所减轻，但仍时常需药物治疗者。无效：症状仍然如故。

【来源】胡晓峰 . 石英参芪汤治疗支气管哮喘 62 例 . 实用中医内科杂志，2004，18（5）：438

🏵 桃红四物汤

桃仁 10g 红花 10g 生地黄 10g 当归 15g 川芎 9g 地龙 10g 黄芪 20g

【用法】每日 1 剂，加水 1000ml 煎至 300ml，早晚 2 次分服。

【功效】活血化瘀，益气平喘，化痰止咳。

【适应证】支气管哮喘（气滞血瘀型）。

【临证加减】若喘逆，咳痰黄稠，咳而不爽，胸满胀痛，寒热夹杂，痹阻肺络者，加瓜蒌 18g，法半夏 6g，黄连 6g，蜜炙麻黄 6g；咳痰清稀，寒邪入肺者，加白芥子 10g，莱菔子 10g，蜜炙麻黄 6g；脾虚者，加党参 15g，白术 10g，甘草 9g；脾肾不足者，加红参 10g，五味子 10g，冬虫夏草 9g，紫河车粉 2g（冲服），蛤蚧 1 对（研粉另吞）。

【疗效】以本方治疗支气管哮喘 31 例，其中治愈 20 例，显效 7 例，好转 2 例，无效 2 例，有效率为 93.48%。

疗效标准：治愈：症状缓解，体征消失，体温正常，X 线检查肺部纹理清晰，白细胞计数在正常范围，1 年以上无发作。显效：症状缓解，体征较前明显减少，体温正常，1 年内无发作。好转：症状体征较治疗前减轻，体温 38.0℃，X 线检查较治疗前无明显改善，白细胞计数 $10.0 \times 10^9/L$ 左右，1 年内有发作。无效：症状体征及辅助检查无改变。

【来源】李庆林 . 桃红四物汤加减治疗哮喘 31 例 . 河南中医，2005，25（3）：66

🏵 五虎汤

炙麻黄 3～6g 杏仁 4～8g 甘草 3～5g 生石膏 10～15g 桑白皮 6～10g 细辛 2g

【用法】水煎服，每天 2 次，每日 1 剂。

【功效】宣肺平喘，清热化痰。

【适应证】**轻中度哮喘。**

【临证加减】痰多者加竹茹、瓜蒌，哮甚者加白芥子，咳甚者加紫菀、冬花，寒热往来加黄芩、鱼腥草。

【疗效】以本方治疗支气管哮喘 90 例，显效 75 例，有效 9 例，无效 6 例，总有效率93.3%。

疗效标准：显效：咳嗽、哮喘、两肺啰音消失；有效：咳嗽、哮喘减轻，两肺啰音减少；无效；症状无减轻。

【来源】吴冬芳.五虎汤治疗小儿哮喘90例.实用中医药杂志，2003，19（7）：351

🌸 哮灵汤

桑皮 12g　苏子 15g　天花粉 24g　冬瓜子 24g　炙麻黄 9g　杏仁 12g　地龙 15g　党参 18g　熟地 21g　山药 15g

【用法】水煎服，每天 2 次，每日 1 剂。

【功效】补益肺肾，利气平喘。

【适应证】**支气管哮喘（肺肾气虚型）。**本方治疗肺肾气虚型尤佳，其他类型以哮灵汤为基础加减。

【临证加减】脾肺气虚加白术、茯苓、陈皮、半夏；阴虚内热加地骨皮、麦冬、知母、瓜蒌；肝郁气滞加乌药、沉香、槟榔、枳壳；肺卫气虚加细辛、生姜、苍耳子、白芷、黄芪。

【疗效】以本方治疗支气管哮喘 68 例，显效者 36 例，好转 29 例，无效 3 例，服药最多 60 剂，最少 8 剂，平均 26 剂。

疗效标准：显效：哮喘得以控制；好转：哮喘发作次数明显减少，发作间隔的时间延长，发作时间明显缩短，发作的症状较以往有所减轻；无效：哮喘没有得到控制，与就诊前基本相同。

【来源】郑秀玲.哮灵汤加减治疗发作性支气管哮喘68例.光明中医，2007，22（5）：78-79

🌸 哮平汤

炙麻黄 10g　黄芩 10g　苏子 10g　莱菔子 10g　葶苈子 15g　款冬

花 10g　紫菀 10g　炙黄芪 15g　补骨脂 10g　五味子 5g

【用法】水煎服，每天 2 次，每日 1 剂。

【功效】宣肺平喘，化痰止咳，补益肺肾。

【适应证】**支气管哮喘（肺肾气虚，痰浊内阻）。**症见：喘息、气急、胸闷或咳嗽，多与接触变应原、冷空气、物理、化学性刺激、病毒性上呼吸道感染、运动等有关。

【疗效】以本方治疗支气管哮喘 78 例，临床控制 37 例，显效者 22 例，好转 13 例，无效 6 例，总有效率 92.3%。

【来源】郑素霞，李俊仙. 哮平汤治疗支气管哮喘 78 例临床研究. 河北中医药学报，2008，23（3）：51

🪷 延年半夏汤

半夏 10g　槟榔 5g　桔梗 5g　枳实 5g　前胡 5g　鳖甲 10g　人参 5g　吴茱萸 5g　生姜 5g

【用法】水煎服，每天 2 次，每日 1 剂。5 剂为一疗程。

【功效】祛痰平喘，补气养血。

【适应证】**支气管哮喘急性发作期。**

【临证加减】由外感风寒引起者加麻黄 5g、杏仁 10g；外感风热引起者加桑叶 10g、连翘 10g；痰热蕴肺者加贝母 10g、鱼腥草 20g；痰湿内盛者加白芥子 10g、猪牙皂 5g；肝气犯肺者加木蝴蝶 10g、沉香 3g；肝郁化火，木火刑金者加海浮石 10g、黛蛤散 5g（包煎）；气虚欲脱者重用人参，加山茱萸 10g、五味子 10g；肺阴虚者加乌梅 15g、沙参 15g；气阴两虚者加山药 25g、太子参 15g。

【疗效】治疗组 42 例中，临床治愈 22 例，显效 14 例，有效 4 例，无效 2 例，总有效率为 95.23%。

【来源】张世文. 延年半夏汤加减治疗支气管哮喘 42 例总结. 湖南中医杂志，2004，20（4）：15

🪷 止哮定喘汤

炙麻黄 10g　炙紫菀 10g　苦杏仁 10g　南沙参 15g　玄参 15g

【用法】水煎服，头煎加水 300ml 取汁 150ml。二煎加水 200ml，取计 100ml，两煎药汁混合，早晚分 2 次口服。

【功效】宣肺平喘，清热化痰，滋阴润肺。

【适应证】**支气管哮喘。**

【临证加减】若表证甚，伴恶寒发热者，加炒荆芥、炒防风各 10g；内热甚加生石膏 30g；痰多壅塞加射干 6g，白芥子、葶苈子各 10g；咳甚加款冬花、白前、枇杷叶各 10g；肝胆火旺，目赤口苦，加山栀、丹皮、郁金各 10g。

【疗效】以本方治疗支气管哮喘 39 例，临床控制（哮喘平息，听诊两肺哮鸣音消失）20 例，显效（哮喘明显减轻，听诊偶有哮鸣音）10 例，好转（哮喘减轻，听诊较少闻及哮鸣音）7 例，无效（哮喘发作症状无改善）2 例，总有效率为 94.9%。

【来源】童林萍. 止哮定喘汤治疗支气管哮喘 39 例. 江西中医药，2006，37 (297)：93

补肾益肺汤

生地 15g　熟地 15g　淮山药 10g　山萸肉 10g　黄芪 30g　党参 25g　仙灵脾 15g　陈皮 6g　生甘草 6g

【用法】水煎服，每天 2 次，每日 1 剂。

【功效】培元补气。

【适应证】**支气管哮喘（肺肾两虚型）。**

【疗效】按国家卫生部 1993 年颁布的《中药新药临床研究指导原则》中支气管哮喘的疗效标准。以本方治疗支气管哮喘 42 例，临床治愈 6 例：不需任何平喘药物，保持无症状 1 年以上者；显效 22 例：偶用平喘药而缓解喘息者；有效 9 例：喘息症状有所减轻，但时常仍需药物治疗者，或缓解期延长，发作次数减少，发作时间缩短者；无效 5 例：症状无改善。有效率 88.1%。

【来源】殷莉波. 自拟补肾益肺汤防治支气管哮喘 42 例. 中医药临床杂志，2004，16 (1)：92

补虚止哮汤

黄芪 30g　半夏 12g　白果 12g　皂荚 3g　淫羊藿 15g　补骨脂 15g

五味子 15g 射干 10g 杏仁 12g 白术 15g 茯苓 12g 炙麻黄 6g 桃仁 10g 甘草 10g

【用法】水煎服，每天 2 次，每日 1 剂。

【功效】补肾健脾益肺，理气化痰，活血祛瘀。

【适应证】**支气管哮喘（肺脾肾虚型）。**

【临证加减】痰多色白者加干姜 5g，莱菔子 10g；痰多稠黄者加瓜蒌仁 10g，鱼腥草 20g；胸胁不舒者加枳壳 10g，香附 10g；血瘀者加丹参 30g，川芎 10g。

【疗效】以本方治疗支气管哮喘 34 例，其中治愈 25 例，好转 8 例，无效 1 例，有效率为 97.06%。

疗效判定标准：参照中华医学会呼吸病分会《支气管哮喘防治指南》中制定的标准。治愈：呼吸困难消除，双肺哮鸣音消失；好转：呼吸困难明显减轻，双肺哮鸣音明显减少；无效：呼吸困难、哮鸣音均无明显变化。

【来源】干磊. 自拟补虚止哮汤治疗支气管哮喘 34 例疗效观察. 安徽医药，2005，9（12）：899

🪷 喘舒汤

蛤蚧粉（冲服）15g 紫河车粉（冲服）15g 熟地黄 15g 红参 15g 核桃仁 山药各 12g 桃仁 10g

【用法】每日 1 剂，水煎早晚分 2 次服，1 个月为 1 个疗程。

【功效】补益肺脾肾，纳气定喘。

【适应证】**缓解期难治性支气管哮喘。**

【疗效】以本方治疗支气管哮喘 60 例，其中显效 34 例，有效 20 例，无效 6 例，有效率为 90%。

疗效标准：显效：无喘息，能参加生产劳动，发作次数明显减少，发作后以咳嗽、咳痰为主。有效：咳喘减轻，痰少，食欲睡眠正常。无效：咳喘等症状无明显改善，发作次数不减少。

【来源】胡为营. 自拟喘舒汤治疗缓解期难治性支气管哮喘 60 例临床观察. 河北中医，2005，27（7）：512

涤痰定喘汤

炙麻黄 10g　桃仁　杏仁　百部　川芎各 15g　僵蚕　白前各 10g
全蝎 5g

【用法】水煎服，每天 2 次，每日 1 剂。

【功效】祛痰平喘，搜风解痉，活血通络。

【适应证】**支气管哮喘急性发作期**。

【疗效】以本方治疗支气管哮喘 40 例，临床控制 25 例，显效 9 例，好转
4 例，无效 2 例，总有效率为 95.0%。

【来源】罗庆东，于湘春，李素兰. 自拟涤痰定喘汤治疗支气管哮喘急性发作 40 例
疗效观察. 黑龙江中医药，2004，(4)：20

荆防射麻汤

荆芥 10g　防风 10g　射干 10g　麻黄 10g　紫菀 10g　北杏仁 10g
细辛 3g　甘草 5g

【用法】以上药物剂量按年龄、体重增减，细辛用量不超过 >3g。每日 1
剂，水煎服。儿童可分 2 次服用。并嘱患者在治疗过程中注意饮食，忌生冷、
辛辣、肥甘及海鲜等。

【功效】宣肺散寒，豁痰平喘。

【适应证】**支气管哮喘**。

【临证加减】表寒者加桂枝；鼻塞、流涕加辛夷花或薄荷；痰多而稀加葶
苈子、地龙；表邪入里化热，咯黄痰则去细辛，加黄芩、鱼腥草；热甚加胆
南星、冬瓜仁。

【疗效】以本方治疗支气管哮喘 128 例中，临床控制 82 例，显效 38 例，
有效 8 例，无无效病例。

疗效标准根据《中药新药临床研究指导原则》的近期疗效判定标准拟定。
临床控制：喘息症状及肺部哮鸣音消失或不及轻度标准者。显效：喘息症状
及肺部哮鸣音明显好转。有效：喘息症状及肺部哮鸣音有好转。无效：喘息
症状及肺部哮鸣音无好转或加重。

【来源】杨凤仙. 自拟荆防射麻汤治疗支气管哮喘 128 例. 中国中医急症，2006，15
(11)：1284

麻龙平喘汤

　　蜜麻黄 10~15g　干地龙　徐长卿各 30g　蝉蜕　黄芩　杏仁　桔梗　前胡　苏子　紫菀各 10g　桑白皮　连翘　葶苈子各 15g　桂枝 6g　生甘草 6g

【用法】水煎服，每天 2 次，每日 1 剂。3 周为一疗程。

【功效】宣肺平喘，化痰止咳。

【适应证】**支气管哮喘发作期**。症见：胸闷、气急、喉间哮鸣音、咳嗽、咳痰。

【临证加减】寒哮者加姜半夏 10g、细辛 3~4g、干姜 5~6g、白芥子 10g；热哮者加姜竹茹 10g、鱼腥草 30g、浙贝 10g。

【疗效】以本方治疗支气管哮喘 40 例，经治疗 1 个疗程后，胸片显示情况：显效 30 例，好转 8 例，无效 2 例，总有效率 90.14%。

疗效标准：显效为过敏性哮喘症状消失，胸片示两肺未见明显异常；好转为过敏性哮喘症状缓解，胸片示两肺病灶有所改善；无效为过敏性哮喘症状无改善，胸片示两肺病灶与原来相仿。

【来源】林晓英，严子兴. 自拟麻龙平喘汤治疗过敏性哮喘 40 例. 海峡药学，2008，20（8）：130

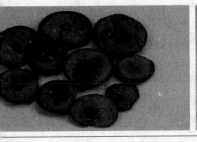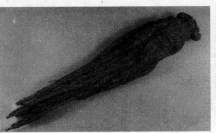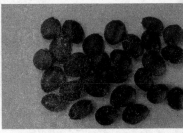

第八章
慢性阻塞性肺疾病

慢性阻塞性肺疾病是一种具有气流受限特征的可以预防和治疗的疾病。其气流受限不完全可逆、呈进行性发展，与肺脏对吸入烟草烟雾等有害气体或颗粒的异常炎症反应有关。慢性阻塞性肺疾病主要累及肺脏，但也可引起全身（或称肺外）的不良效应。

本病属于中医学"肺胀"范畴，根据标本虚实，分别选用祛邪扶正是本病的治疗原则。一般感邪时偏于邪实，侧重祛邪为主，根据病邪的性质，分别采取祛邪宣肺（辛温、辛凉），降气化痰（温化、清化），温阳利水（通阳、淡渗），活血化瘀，甚或开窍、熄风、止血等法。平时偏于正虚，侧重以扶正为主，根据脏腑阴阳的不同，分别以补养心肺，益肾健脾，或气阴兼调，或阴阳兼顾。正气欲脱时则应扶正固脱，救阴回阳。祛邪与扶正只有主次之分，一般相辅为用。

补肺活血益肾汤

丹参15g 红花9g 杏仁10g 款冬花9g 贝母9g 紫菀9g 补骨脂9g 菟丝子15g 西洋参9g 阿胶9g 蛤蚧1g（研末）

【用法】水煎服，每天2次，每日1剂。

【功效】补肺活血益肾。

【适应证】慢性阻塞性肺疾病（稳定期）。症见：喘促日久，声低气怯，自汗畏风，动则喘重，甚则张口抬肩，咳嗽痰少，痰白如沫，咯吐不利，倦怠乏力，形瘦神疲，舌淡或黯紫、脉沉细无力或结代。

【临证加减】风热痰瘀加黄芩、生石膏、金银花；风寒痰瘀加细辛、白芥子等。

【疗效】以本方治疗慢性阻塞性肺疾病60例，临床控制16例，显效38例，有效4例，无效2例，有效率96.7%。

疗效标准参照《中华结核与呼吸杂志》关于慢性阻塞性肺疾病诊治规范拟定。临床控制：咳嗽、咳痰、气喘症状基本消失，肺功能正常；显效：咳嗽、咳痰、气喘症状明显减轻，肺功能减轻2级；有效：咳嗽、咳痰、气喘症状减轻，肺功能改善1级；无效：咳嗽、咳痰、气喘症状及肺功能无改变或恶化。

【来源】张国妍. 补肺活血益肾汤治疗慢性阻塞性肺疾病60例临床观察. 中医药导报，2011，17（8）：39

补肾益金汤

人参9g 蛤蚧6g 紫河车12g 杏仁9g 丹参20g 黄芪20g 白术12g 菟丝子15g 炒莱菔子15g 炒苏子20g 桔梗9g 知母15g

【用法】人参研末，蛤蚧去内脏、不洁物，烘干，研末，紫河车烘干，研末，余药按1：5的容积比用水浸泡30分钟，煎煮40分钟，煎煮2次，滤取2次煎液约300ml，药汁冲服粉末，早晚各1次温服，日1剂。

【功效】补肾，健脾，活血。

【适应证】慢性阻塞性肺病稳定期（脾肾两虚）。

【疗效】以本方治疗慢性阻塞性肺疾病 60 例，临床控制 16 例，显效 30 例，有效 8 例，无效 6 例，有效率 90.0%。

【来源】祝建材，宋丽华，王海亭．补肾益金汤治疗慢性阻塞性肺病稳定期的临床研究．湖北中医杂志，2011，33（10）：8

补阳还五汤

黄芪 60～120g　当归 6g　赤芍 4.5g　地龙 3g　川芎 3g　桃仁 3g 红花 3g

【用法】水煎服，每天 2 次，每日 1 剂。

【功效】益气温阳，护卫御敏。

【适应证】**慢性阻寒性肺病合并肺性脑病**。因各种慢性肺胸疾病伴发呼吸功能衰竭、导致低氧血症和高碳酸血症而出现的各种神经精神症状的一种临床综合征，属中医学"痰迷心窍""昏谵""神昏"范畴。

【疗效】以本方治疗慢性阻塞性肺病合并肺性脑病 36 例，显效 12 例，有效 21 例，无效 3 例，有效率 91.67%。

疗效标准：显效：1～6 小时内意识明显恢复，呼吸频率增加 5 次/分以上，有咳嗽反射，血气分析 $PaCO_2$ 低于 55mmHg（1mmHg = 0.133kPa），PaO_2 较前升高，pH 7.35～7.45。有效：用药后 6～24 小时内意识基本恢复，可有咳嗽反射，血气分析 $PaCO_2$ 较前有所降低，PaO_2 较前升高或不升，pH 7.30～7.35。无效：用药后 24 小时症状、体征无改变，PaO_2、$PaCO_2$、pH 不变，甚至加重或死亡。

【来源】李耿．补阳还五汤佐治慢性阻塞性肺病合并肺性脑病 36 例临床分析．西部中医药，2012，25（4）：62

补中益气汤

人参 15g　生黄芪 15g　白术 10g　当归 10g　陈皮 6g　防风 10g 升麻 6g　茯苓 10g　玉竹 12g　沙参 15g

【用法】水煎服，每天 2 次，每日 1 剂。

【功效】健脾补肺，扶正固本，化痰止咳，养阴润肺。

【适应证】**慢性阻塞性肺病（稳定期）**。症见：咳痰、易感冒、纳呆、神疲懒言、食后腹胀、大便溏、自汗、肢倦。

【疗效】观察 49 例临床病人，治疗组在治疗前后，中医症状积分、半年急性发作次数均明显优于对照组，具有非常显著统计学意义（$P < 0.001$）；治疗组 $FEV_1\%$ 改善、平均体重增加均优于对照组，具有显著差异（$P < 0.05$）。

【来源】何迎春，陈海玲，张如富．补中益气汤加减改善慢性阻塞性肺病稳定期患者生活质量的临床疗效观察．中华中医药学刊，2018，28（3）：506

肺心康汤

黄芪 30g 生石膏 15g 炙麻黄 5g 全瓜蒌 30g 桑白皮 10g 陈皮 10g 胆南星 10g 半夏 10g 炙紫菀 10g 生大黄 10g 炙款冬花 10g 茯苓 30g 车前子 30g 丹参 20g 桃仁 10g 杏仁 10g

【用法】水煎服，每天 2 次，每日 1 剂。

【功效】益气健脾，化痰平喘，活血利水。

【适应证】**肺心病急性发作期**。症见：喘息气促，咳嗽、咳痰，胸部膨胀、憋闷如塞、心悸水肿。

【临证加减】血瘀明显者，酌加赤芍 10g，当归 10g，鸡血藤 10g；浮肿重者，酌加泽泻 15g，猪苓 30g；心悸重者，酌加生龙牡各 15g，菖蒲 10g，远志 10g；胸闷重者，加地龙 10g，全蝎 10g，炙白果 10g；阴虚重者加太子参 10g，麦冬 10g，五味子 10g。

【疗效】以本方治疗慢性阻塞性肺疾病 60 例：显效 18 例，好转 34 例，无效 8 例，总有效率为 86.7%。

综合疗效的判断以治疗前后心功能改善程度为主，结合临床症状和辅助检查的改变而定，治疗后心功能Ⅰ级者为显效，心功能由Ⅳ级转变为Ⅲ级或Ⅱ级者为好转，其余皆为无效。

【来源】张义才．肺心康汤治疗慢性肺源性心脏病急性发作期 60 例．光明中医，2010，25（8）：1403

扶正固本汤

红参 12g 黄芪 30g 麦冬 20g 五味子 20g 丹参 20g 补骨脂 15g 紫河车 15g 川芎 10g 陈皮 10g 桔梗 10g 桑白皮 10g

【用法】水煎服，每日1剂。

【功效】益气固本，活血祛瘀。

【适应证】**慢性阻塞性肺病缓解期**。

【来源】柳慧明．扶正固本汤治疗慢性阻塞性肺病62例．陕西中医药，2008，29（9）：1191

🪷 固金汤

　　蛤蚧10g　冬虫夏草10g　人参15g　黄芪30g　川贝母10g　桔梗10g　黄芩10g　生甘草6g　蝉蜕10g　葶苈子15g　赤芍10g　丹皮10g

【用法】制成胶囊剂型，每粒胶囊含生药0.5g，每次6粒，一天3次。2周为1个疗程。

【功效】和解少阳，外透内清，肺脾肾共调。

【适应证】**慢性阻塞性肺病**。

【疗效】以本方治疗慢性阻塞性肺疾病42例，显效25例，好转14例，无效3例。

疗效标准：显效：治疗后较治疗前临床症状、体征积分减少50%以上或消失，FEV_1/FVC 及 FEV_1 占预计值百分比提高30%以上。好转：治疗后较治疗前临床症状、体征积分减少20%以上或消失，FEV_1/FVC 及 FEV_1 占预计值百分比提高15%以上。无效：治疗后较治疗前临床症状、体征，FEV_1/FVC 及 FEV_1 占预计值百分比均无明显改善，甚至症状加重。

【来源】郑彩华，郭光业，赵剑峰．固金汤治疗慢性阻塞性肺病的临床研究．时珍国医国药，2008，19（10）：2519

🪷 化痰清肺汤

　　麻黄8g　石膏30g　杏仁10g　地龙10g　黄芩10g　桑白皮10g　半夏10g　陈皮10g　芦根30g　瓜蒌30g　甘草6g

【用法】水煎服，每天2次，每日1剂。2周为一疗程。

【功效】清肺化痰，宣肺止咳平喘。

【适应证】**慢性阻塞性肺病急性加重期（痰热郁肺型）**。症见：咳嗽喘促，咯痰黄稠或痰胶黏难咯，动则汗出，身热面赤，口干口苦，大便秘结，小便黄短，舌红、苔黄或黄腻，脉滑数或濡滑。

【疗效】以本方治疗慢性阻塞性肺疾病 50 例患者，咳嗽症状得到临床控制 15 例，显效 13 例，有效 13 例，无效 9 例，有效率为 82%；咯痰症状得到临床控制 17 例，显效 15 例，有效 12 例，无效 6 例，有效率为 88%；喘息症状得到临床控制 10 例，显效 8 例，有效 14 例，无效 18 例，有效率为 64%。

【来源】吕英，张慧琪，王昭杰．化痰清肺汤治疗慢性阻塞性肺病急性加重期临床观察．中草药，2007，38（6）：903

吉贝咳喘汤

　　吉祥草 25g　毛大丁草 10g　黄芩 10g　浙贝母 10g　蛤壳 15g　麻黄 10g　桑白皮 10g　葶苈子 10g　天竺黄 10g　僵蚕 10g　地龙 10g

【用法】吉贝咳喘煎剂按处方，每剂煎煮 3 次，合并煎液，浓缩至 600ml，分装于 100ml 瓶内，共 6 瓶，置冰箱冷藏，服用使用热水烫温，1 次 1 瓶，1 日 3 次。

【功效】清热宣肺，化痰散结，平喘止咳。

【适应证】**慢性阻塞性肺病（痰热郁肺证）**。症见：咳嗽、咳痰、喘息、胸肋满闷。

【疗效】以本方治疗慢性阻塞性肺疾病 62 例：显效 30 例，好转 22 例，无效 4 例，总有效率为 93.55%。

【来源】韩云霞，葛正行，李德鑫，等．吉贝咳喘汤治疗慢性阻塞性肺病．中国实验方剂学杂志，2011，17（7）：227

加减补肺汤

　　黄芪 20g　党参 10g　补骨脂 15g　百部 10g　桑白皮 10g　丹参 15g

【用法】水煎服，每日 2 次，每日 1 剂。1 个月为一疗程。

【功效】补肺健脾，涤痰祛瘀。

【适应证】**慢性阻塞性肺病稳定期（肺脾两虚证）**。症见：喘息短促无力，语音低微，自汗心悸，面色白，神疲乏力，食少便溏，舌淡苔少，脉弱，或口干咽燥，舌红，脉细。

【临证加减】痰多者加陈皮 12g、桔梗 10g；阴虚者加玄参 10g、麦门冬 10g。

【疗效】以本方治疗慢性阻塞性肺疾病 30 例：有 5 例达到临床控制标准，13 例达到显效标准，9 例好转例，3 例无效，总有效率 90%。

症状改善判定标准：临床控制：主要症状完全或基本缓解，积分改善率≥90%；显效：主要症状明显缓解，70%≤积分改善率<90%；有效：症状有所改善，30%≤积分改善率<70%；无效：症状无变化，积分改善率<30%。

【来源】李逊.加减补肺汤治疗慢性阻塞性肺病稳定期肺脾两虚证临床观察.吉林中医药杂志,2008,28(11):812

🪷 加味保元汤

党参 15g 黄芪 20g 生地 15g 熟地 15g 桑白皮 10g 贝母 10g 山药 15g 建曲 10g 厚朴 10g 川芎 6g 甘草 5g

【用法】水煎服，每日 1 剂，每日 3 次，4 周为一疗程。

【功效】补脾益肺，燥湿化痰，行气活血。

【适应证】**慢性阻塞性肺病缓解期（肺脾气虚型）**。症见：呼吸浅短难续，声低气怯、甚至张口抬肩，倚息不能平卧，咳嗽、痰白如沫，咯吐不利，或便溏、神疲乏力，纳差，舌淡，苔白腻，脉沉细。

【疗效】以本方治疗慢性阻塞性肺疾病 20 例：临床控制 15 例，显效 2 例，好转 2 例，无效 1 例，总有效率为 95%。

【来源】夏佳毅，刘良丽.加味保元汤联合西医常规治疗慢性阻塞性肺疾病缓解期（肺脾气虚型）的疗效观察.贵阳中医学院报,2012,34(2):73

🪷 加味二陈汤

姜半夏 10g 广陈皮 10g 茯苓 10g 厚朴 10g 杏仁 10g 黄芩 10g 浙贝母 10g 黛蛤散 20g 苏子 10g 桑白皮 10g 白术 10g 桔梗 5g

【用法】水煎服，每天 2 次，每日 1 剂。

【功效】宣肺化痰，平喘降逆。

【适应证】**慢性阻塞性肺病急性加重期**（痰阻气滞型）。

【疗效】以本方治疗慢性阻塞性肺疾病 38 例：显效 28 例，有效 8 例，无效 2 例，有效率 94.7%。

疗效判定标准显效：2 周内达到临床控制：咳痰、喘及肺部啰音恢复到急性发作前水平，可参考其他客观检查指标；有效：咳痰、喘及肺部啰音有好转，但未恢复到发作前水平；无效：咳痰、喘或肺部啰音 2 周内未改善或疾病加重需要机械通气或自动出院。

【来源】刘小平，王贤成. 加味二陈汤治疗慢性阻塞性肺病急性加重期疗效观察. 浙江中医药大学学报，2009，33（1）：78

🪷 加味六君子汤

党参 30g 茯苓 15g 炙甘草 10g 陈皮 10g 姜半夏 15g 紫菀 15g 款冬花 15g 桃仁 15g 红花 10g 当归 15g

【用法】上方每剂加水 500ml，全部放入"汤药宝"机器（中药煎药机 JY325，上海泰格实业总公司制造）浓煎至每剂 200～300ml，真空包装成 2 袋，每袋 100～150ml，每日 1 剂，分上下午服。半个月为 1 个疗程，连服 2～3 个疗程。

【功效】健脾化痰，培土生金，活血化瘀。

【适应证】**慢性阻塞性肺疾病缓解期**（肺、脾、肾气虚型）。

【临证加减】肺虚者症见咳轻痰少，面色少华，自汗，懒言，舌淡红苔薄，脉细弱，加炙黄芪 30g、防风 10g；脾虚者症见咳嗽咳痰，面色少华，肢倦，纳少，脘痞，便溏，舌质胖，边有齿印，苔薄白，脉缓或濡弱，加苍术 15g、薏苡仁 20g；肾虚者症见动则气促，头晕眼花，耳鸣，腰膝酸软，下肢乏力，手足欠温，夜尿频数，舌淡苔薄白，脉沉细，加补骨脂 15g、熟地 15g、附子 5g；伴阴虚者去党参改太子参 15g，加麦冬 15g、五味子 15g。

【疗效】以本方治疗慢性阻塞性肺疾病 32 例：显效 20 例，有效 8 例，无效 4 例，总有效率为 87.5%。

疗效标准：显效：食欲明显好转，体重增加，肺功能检查：第一秒钟用力呼气容积（FEV_1）、用力肺活量（FVC）增加 20%；有效：食欲好转，体重略增加，肺功能检查 FEV_1、FVC 增加 10%，但 <20%；无效：食欲无明显

好转，体重无明显增加，FEV$_1$、FVC 增加 < 10%。

【来源】吴允华，卢方. 加味六君子汤治疗慢性阻塞性肺病缓解期 32 例. 浙江中医药大学学报，2006，30（5）：517

加味千金苇茎汤

苇茎 20g　鱼腥草 20g　冬瓜仁 10g　生薏苡仁 15g　桃仁 10g　桔梗 10g　瓜蒌仁 10g　浙贝母 10g　黄芩 10g

【用法】广州中医药大学第一附属医院制剂室制备：15ml，3 次/天，口服，疗程 10 天。

【功效】清热化痰，祛瘀排脓。

【适应证】慢性阻塞性肺疾病急性加重期（痰热郁肺型）。

【疗效】以本方治疗慢性阻塞性肺疾病 30 例：显效 21 例，有效 8 例，无效 1 例，总有效率为 96.67%。

疗效标准：显效：静息状态下咳喘、呼吸困难、发绀明显减轻或消失，水肿、肺部啰音消失；有效：上述症状及体征减轻；无效：治疗前后无变化、加重或死亡。

【来源】刘建博，荆小莉，刘小虹. 加味千金苇茎汤对慢性阻塞性肺病急性加重期患者气道清除功能的影响. 广州中医药大学学报，2006，23（1）：21

健脾补肺汤

人参 10g　茯苓 15g　白术 10g　丹参 10g　法半夏 10g　竹茹 10g　瓜蒌皮 10g　厚朴 10g　枳壳 10g

【用法】水煎服，每天 2 次，每日 1 剂。10 天为一疗程。

【功效】益肺健脾，清热化痰。

【适应证】慢性阻塞性肺病稳定期（肺脾两虚型）。

【疗效】以本方治疗慢性阻塞性肺疾病 23 例：显效 9 例，有效 12 例，无效 2 例，总有效率 91.3%。

疗效标准：参照《中药（新药）临床研究指导原则》中的有关标准拟定。显效：间断咳嗽，痰量少且易咯，两肺偶闻啰音，心肺功能改善达 2 级，可做轻微劳动，1 年以内无急性加重；好转：阵咳、痰易咯，两肺有散在啰音，心肺功能改善达 2 级，生活自理，1 年内出现 1～2 次急性加重；无效：上述各项指标均无改善或恶化者。

【来源】金朝晖，喻斌，范伏元，等．健脾补肺汤治疗慢性阻塞性肺病稳定期 23 例．湖南中医杂志，2008，24（3）：50

健脾益肾汤

陈皮 10g　姜半夏 10g　茯苓 15g　甘草 6g　人参 10g　五味子 6g　蛤蚧 15g　干姜 6g　当归 6g（酒炒）　肉桂 6g

【用法】制成汤剂，每剂 100ml，每次 50ml，每日 2 次口服，4 周为一疗程。

【功效】益肺健脾，滋肾活血，止咳定喘。

【适应证】**慢性阻塞性肺疾病缓解期（肺、脾、肾气虚型）。**

【来源】刘海燕．健脾益肾汤对慢性阻塞性肺病患者血清 SIgA 的影响．上海中医药杂志，2007，25（7）：1197

金水平喘汤

熟地黄 24g　党参 30g　胡桃仁 30g　山药 12g　枸杞子 12g　山茱萸 12g　补骨脂 10g　麦冬 10g　茯苓 10g　陈皮 10g　五味子 6g　甘草 6g

【用法】文火水煎，头煎加水 500ml，煎取 150ml，二煎加水 350ml，煎取 150ml，两煎混合，早晚各服 150ml。15 天为 1 个疗程，可连续服 2 个疗程。

【功效】补肾纳气，益气养阴。

【适应证】**咳嗽、咳痰、气短、喘息、甚则呼多吸少、动辄更甚、神疲乏力、自汗、恶风、易感冒。**舌质暗淡，脉沉细或滑或涩或数。

【临证加减】腹胀者加沉香；自汗者加桑寄生、牡蛎；易感冒者加玉屏风散；喘甚者加蛤蚧。

【疗效】以本方治疗慢性阻塞性肺疾病 50 例：显效 29 例，有效 18 例，无效 3 例，有效率 94%。服药 1 个疗程者 28 例，2 个疗程者 22 例，平均治疗 21.6 天。

疗效判定标准：显效：气短喘息、动辄更甚、自汗、易感冒、咳嗽、咳痰及哮鸣音均较治疗前明显改善。有效：气短喘息、动辄更甚、自汗、易感冒、咳嗽、咳痰及哮鸣音均较治疗前有一定改善。无效：气短喘息、动辄更甚、自汗、易感冒、咳嗽、咳痰及哮鸣音均较治疗前无好转。

【来源】曹学乾.金水平喘汤治疗慢性阻塞性肺病的临床观察.中医学报,2011,26（5）：540

敛肺颗粒

五味子8g　人参10g　桂枝10g　款冬花10g　紫菀10g　杏仁10g　白芍10g　丹参15g

【用法】精制为颗粒。每次6g,每日2次。

【功效】补益肺肾,宁嗽定喘。

【适应证】慢性阻塞性肺病稳定期。

【疗效】以本方治疗慢性阻塞性肺疾病62例：显效48例,良效7例,进步3例,无效4例,总有效率93.55%。

【来源】周妮,王平平,胡宗卫.敛肺颗粒治疗肺胀的临床观察.光明中医,2011,26（4）：736

麻杏石甘汤加味

麻黄9g　杏仁10g　生石膏20g　苏子10g　地龙12g　黄芩12g　胆南星6g　连翘15g　半夏10g　炙甘草10g

【用法】水煎服,每天2次,每日1剂,15日为一疗程。

【功效】宣肺平喘,清热化痰。

【适应证】慢性阻塞性肺疾病急性加重期（痰瘀互结型）。

【疗效】以本方治疗慢性阻塞性肺疾病40例：显效为24例,有效16例,总有效率为92.9%。

临床分为显效、好转、无效。显效：临床症状、体征、累计计分较治疗前下降70%以上,$FEV_1\%>70\%$。有效：临床症状、体征、累计计分较治疗前下降>40%以上,$FEV_1\%>50\%$以上。无效：临床症状、体征改善不明显,或无改善甚至病情恶化,$FEV_1\%<40\%$以下。

【来源】谢卫红.麻杏石甘汤加味治疗慢性阻塞性肺病急性加重期.中国中医药,2009,7（4）：101

🪷 平喘安肺汤

麻黄6g　葶苈子6g　生石膏18g　黄芩12g　桔梗12g　杏仁9g
郁金15g　滑石20g　桑白皮30g　胆南星12g　大黄10g　甘草10g

【用法】水煎服，每天2次，每日1剂。

【功效】泻肺祛痰，活血化瘀。

【适应证】**慢性阻塞性肺疾病急性发作（痰热郁肺兼血瘀型）。**

【疗效】以本方治疗慢性阻塞性肺疾病40例：显效30例，有效6例，无效4例，有效率90.0%。

疗效判定标准：参照《中药新药临床研究指导原则》根据治疗前后症状、体征的变化情况判断疗效。显效：治疗后体温正常，咳嗽咯痰、喘息消失，肺部干湿性啰音明显减少或消失；有效：治疗后体温正常，咳嗽咯痰、喘息基本消失，肺部干湿性啰音明显减少；无效：治疗后症状体征无改善甚或加重者。

【来源】李健民，张婷婷．平喘安肺汤联合西药治疗慢性阻塞性肺病急性发作40例．中医学报，2009，24（145）：85

🪷 清金定喘汤

黄芩15g　金银花15g　鱼腥草15g　杏仁12g　贝母12g　麻黄9g
大枣10枚　地龙9g　葶苈子9g

【用法】上方加水800ml，沸后二刻留汁。再煎如前法，二液混合，早晚分两次温服，每日1剂。

【功效】益气升阳，补肺固表。

【功效】清热解毒，解痉化痰，止咳平喘。

【适应证】**慢性阻塞性肺疾病急性加重期（邪热壅肺型）。**

【临证加减】身热重者加生石膏30g；痰多而黏稠难咯者加鲜竹沥10ml、文蛤20g；口渴甚者加知母15g、麦冬15g；腹胀便秘者加大黄15g（后下）、瓜蒌仁15g。

【疗效】以本方治疗慢性阻塞性肺疾病72例：显效46例，有效20例，无效6例，总有效率91.7%。

【来源】王艳辉．清金定喘汤联合西药治疗慢性阻塞性肺疾病加重期72例疗效观

察. 实用中医药杂志, 2010, 5 (2): 151

🪷 三参健肺汤

太子参 30g　丹参 30g　沙参 15g　茯苓 15g　白术 15g　红花 10g 当归 12g　桃仁 10g　桔梗 10g　赤芍 12g　天花粉 12g　制半夏 6g　生 甘草 6g　砂仁（后下）6g　香附 12g　橘红 12g

【用法】除砂仁外，余药先下，武火煎开，改用文火再煎 30 分钟，下砂 仁，共煎 10 分钟后倒出药液。再加水煎开约 10 分钟。将 2 次的药液混合。每 日 1 剂，分 2 次服。2 个月为一疗程。

【功效】健脾化痰，活血行气。

【适应证】慢性阻塞性肺病稳定期（脾肺气虚型）。

【疗效】以本方治疗慢性阻塞性肺疾病 30 例：临床控制 6 例，显效 15 例，好转 7 例，无效 2 例，总有效率 93.3%。

【来源】汪春. 三参健肺汤对慢阻肺患者血流变和生活质量的影响. 辽宁中医药杂 志, 2009, 36 (8): 1257

🪷 四君子汤

人参　白术　茯苓各 15g　炙甘草 3g

【用法】水煎服，每天 2 次，每日 1 剂。

【功效】益气健脾。

【适应证】慢性阻塞性肺病急性加重期（脾气虚型）。

【来源】周洵. 四君子汤结合短期肠道营养对脾气虚型慢性阻塞性肺病急性发作期 患者血气及肺功能的影响. 贵阳中医学院学报, 2007, 29 (3): 61

🪷 苏杏丹清金化痰汤

黄芩 10g　山栀 6g　桔梗 8g　麦冬 10g　桑白皮 10g　贝母 10g 知母 6g　瓜蒌仁 10g　橘红 10g　茯苓 15g　甘草 4g　苏子 10g　杏仁 6g　丹参 10g

【用法】水煎服，每天 2 次，每日 1 剂。

【功效】清热化痰，止咳平喘，活血化瘀。

【适应证】慢性阻塞性肺病急性加重期（痰热郁肺型）。症见：咳逆喘息气粗，胸满，咯痰黄白，黏稠难咯，烦躁或身热，溲黄，便干口渴欲饮，舌质红或边尖红，舌苔黄或黄腻。

【疗效】以本方治疗慢性阻塞性肺疾病 30 例：临床治愈 14 例，显效 12 例，有效 2 例，无效 2 例，总有效率96.67%。

【来源】蒋文钧.苏杏丹清金化痰汤治疗慢性阻塞性肺病急性加重期30例.广西医科大学学报，2012，29（1）：156

🪷 苏子降气汤

苏子15g　橘皮15g　半夏10g　当归20g　前胡15g　厚朴12g
肉桂10g　甘草6g　生姜5片

【用法】水煎服，每天2次，每日1剂，15日为一疗程。

【功效】降气化痰，止咳平喘。

【适应证】慢性阻塞性肺病急性发作期（上实下虚型）。

【临证加减】痰多咳喘型加桑白皮、贝母、瓜蒌；痰浊壅肺型加莱菔子、白芥子；痰蒙神窍型加菖蒲、竹茹、郁金、胆星等；阳虚水泛型加白术、泽泻、车前子；气虚甚者加太子参、黄芪等。

【疗效】以本方治疗慢性阻塞性肺疾病 40 例：显效 23 例，有效 13 例，无效 4 例，总有效率为90%。

【来源】强宁侠.苏子降气汤配合西药治疗慢性阻塞性肺病急性发作临床观察.辽宁中医药大学学报，2010，12（11）：172

🪷 苇茎宣痹汤

苇茎30g　射干12g　枇杷叶15g　桃仁12g　郁金15g　冬瓜仁30g　薏苡仁30g　杏仁12g　滑石15g　黄芩15g　瓜蒌15g　前胡15g　葶苈子15g

【用法】水煎取汁450ml，日1剂，分3次温服。14天为一疗程。

【功效】清肺化湿，祛痰化瘀。

【适应证】慢性阻塞性肺病急性期（湿热型）。症见：咳嗽、喘息气促、痰多、色黄或呈泡沫；胸部膨满、憋闷如塞、纳呆、恶心呕吐、小便黄；舌红，苔黄腻，脉弦滑。

【疗效】以本方治疗慢性阻塞性肺疾病 40 例：临床控制 11 例，显效 19 例，好转 6 例，无效 4 例，总有效率为 90%。

【来源】石岫岩，吴力群，徐正莉．葶苈宣痹汤治疗慢性阻塞性肺病急性期 40 例．山东中医杂志，2007，26（2）：99

温胆汤合血府逐瘀汤

半夏 10g　竹茹 20g　枳实 20g　陈皮 20g　炙甘草 20g　茯苓 20g 生姜 10g　大枣 1 枚　当归 9g　生地 9g　桃仁 10g　红花 8g　枳壳 6g 柴胡 5g　甘草 3g　桔梗 5g　川芎 5g　牛膝 10g

【用法】水煎服，每天 2 次，每日 1 剂。

【功效】涤痰祛瘀，泻肺平喘。

【适应证】慢性阻塞性肺疾病急性加重期（痰热蕴肺，瘀血内阻型）。

【临证加减】心热烦甚加黄连 10g、山栀 5g；惊悸加珍珠母 5g、生牡蛎 10g、生龙齿 10g；眩晕者加天麻 10g、钩藤 10g。

【疗效】以本方治疗慢阻肺 45 例，治疗组临床控制 9 例，显效 28 例，有效 6 例，无效 2 例，总有效率 95.56%。

【来源】王健，袁维真．温胆汤合血府逐瘀汤联合西药治疗急性加重期慢性阻塞性肺疾病随机平行对照研究．实用中医内科杂志，2012，26（2）：57

小承气汤合清金化痰汤

厚朴 10～15g　枳壳 10g　生大黄 6～10g（后下）　桑白皮 10g 黄芩 10g　鱼腥草 30g　制半夏 10g　陈皮 10g　杏仁 10g　桔梗 10g 干地龙 15g　川芎 6g　丹参 20g　甘草 3～6g

【用法】水煎服，每天 2 次，每日 1 剂，7 天为一疗程。

【功效】通腑平喘，活血化瘀，宽胸理气，清化痰热。

【适应证】慢性阻塞性肺病急性加重期（痰热阻肺型）。

【疗效】以本方治疗慢性阻塞性肺病急性发作期 42 例，显效 18 例，好转 22 例，无效 2 例，总有效率 95.24%。

【来源】张文东，许有志，金莉．小承气汤合清金化痰汤治疗慢性阻塞性肺疾病急

性加重期42例.中医药临床杂志,2008,20(1):39

🌸 小青龙加黄芪附子汤

生黄芪30~60g 制附子10~30g 炙麻黄6g 川桂枝6g 杭白芍12g 炙甘草6g 法半夏6g 淡干姜6g 北细辛6g 北五味子6g

【用法】水煎服,每天2次,每日1剂。

【功效】扶正祛邪。

【适应证】**慢性阻塞性肺病(元气亏虚、痰饮内伏型)。**

【临证加减】咳痰清稀者,加茯苓30g,白术30g;咳痰黄黏质稠者,加黄芩30g,瓜蒌皮15g,桑白皮15g;喘息明显者,加化龙骨30g,牡蛎30g,补骨脂15g;舌红少苔者,加北沙参30g,麦门冬30g。

【疗效】以本方治疗慢性阻塞性肺疾病32例:显效7例,好转19例,无效4例,恶化2例,总有效率81.3%。

疗效判定标准:显效:咳嗽、咳痰、喘息及其他症状消失,实验室检查明显好转;有效:咳嗽、咳痰、喘息及其他症状好转,实验室检查有改善;无效:咳嗽、咳痰、喘息无改善,实验室检查无变化;恶化:症状及实验室检查较治疗前加重。

【来源】孙建强,吴江.小青龙加黄芪附子汤治疗慢性阻塞性肺病32例.北方医学杂志,2012,(9):11

🌸 泻白散合二陈汤

桑白皮20g 地骨皮20g 生甘草5g 法半夏10g 广陈皮10g 茯苓10g 厚朴10g 杏仁10g 黄芩10g 白术10g

【用法】水煎服,每日1剂,分2次口服,早晚各1次。

【功效】清肺健脾,化痰平喘。

【适应证】**慢性阻塞性肺病急性加重期(痰阻肺络夹有痰热型)。**

【疗效】以本方治疗慢性阻塞性肺疾病70例:临床控制35例,显效26例,有效6例,无效3例。

【来源】梅文星,李学明.泻白散合二陈汤治疗慢性阻塞性肺疾病急性加重期的疗效观察.中国中医药指南,2012,10(10):277

🪷 血府逐瘀汤

桃仁 10g　红花 10g　当归 10g　生地 10g　川芎 10g　赤芍 10g
牛膝 10g　桔梗 10g　柴胡 6g　枳壳 10g　甘草 10g

【用法】水煎服，每天 2 次，每日 1 剂。

【功效】活血化瘀。

【适应证】**慢性阻塞性肺病急性发作期（气滞血瘀型）**。症见：胸部胀满、咳喘上气、痰多、心慌，日久则可见面色晦暗、唇甲紫绀、肢体浮肿等。

【临证加减】若咳痰黄稠兼有热象者加鱼腥草、黄芩、瓜蒌、金银花；咳喘痰多、纳呆、乏力者可加四君子汤、三子养亲汤；阳虚寒胜兼浮肿者，可加细辛、干姜、附子、茯苓；动则气喘者，可酌加肉桂、蛤蚧或熟地、五味子。

【疗效】以本方治疗慢性阻塞性肺疾病 82 例：治愈 8 例，有效 69 例，无效 5 例。总有效率 93.9%。

疗效判定标准：参照国家中医药管理局《中医病症诊断疗效标准》。治愈：咳喘及临床体征消失，观察半年以上无复发；有效：咳喘明显减轻，痰量减少，临床体征有改善；无效：症状、体征无改善。

【来源】辛大永. 血府逐瘀汤加味治疗肺胀 82 例. 实用中医内科杂志, 2007, 21 (9)：64

🪷 益气补肾汤

黄芪 20g　党参 15g　熟地 15g　补骨脂 10g　麦冬 10g　五味子 6g
防风 10g　白术 10g　川芎 6g

【用法】水煎服，每天 2 次，每日 1 剂。疗程 1 个月。

【功效】扶正固本，益气养阴，行气活血。

【适应证】**慢性阻塞性肺病稳定期（肺、脾、肾气虚型）**。

【疗效】益气补肾汤能显著提高患者的血清 IgG、IgM、补体 C3 水平（$P < 0.01$）

【来源】张贻雯，刘刚. 益气补肾汤提高慢性阻塞性肺病患者体液免疫功能的研究. 重庆医学, 2008, 37 (18)：2101

益气活血解毒汤

西洋参 10g 三七 6g 牛蒡子 15g 杏仁 10g 鱼腥草 30g 苇茎 30g 补骨脂 15g 连翘 10g

【用法】水煎服，每天 2 次，每日 1 剂。2 周为 1 个疗程。

【功效】清泻痰热，补益肺肾，活血祛瘀解毒。

【适应证】**慢性阻塞性肺疾病急性发作期（痰热蕴肺夹虚瘀型）**。症见：咳喘胸闷，喉中痰鸣，咯黄色黏稠痰或痰胶结难咯，舌苔黄腻或垢腻，脉弦滑数或弦滑或细滑。

【疗效】以本方治疗慢性阻塞性肺疾病 43 例，临床控制 26 例，显效 8 例，有效 7 例，无效 2 例。总有效率 95.35%。

疗效标准：临床控制：咳、痰、喘症状基本消失，肺部湿啰音少许，血气分析基本正常，胸片提示肺部感染基本吸收。显效：咳、痰、喘症状明显好转，肺部湿啰音明显减轻，血气分析明显改善，胸片提示肺部感染大部分吸收。有效：咳、痰、喘症状好转，肺部湿啰音减轻，血气分析见好转，胸片有吸收。无效：咳、痰、喘症状及湿啰音无改变，或减轻不明显，以及症状加重，甚至出现呼吸衰竭症状者。

【来源】许祥稳，张念志. 益气活血解毒汤治疗慢性阻塞性肺疾病急性发作期疗效观察. 中国中医急症，2011，20（1）：28

都气清肺汤

黄芪 18g 党参 15g 石斛 12g 麦冬 12g 冬虫夏草 9g 地龙 16g 蛤蚧 10g 黄芩 25g 蒲公英 30g

【用法】待病情稳定好转后，以上基本方为基准比例研粉，以蒲公英煎剂泛成水丸，梧桐子大小，每日 2~3 次，每次 10~15g，吞服。

【功效】健脾益肺，补肾固本。

【适应证】**慢性阻塞性肺病缓解期**。

【临证加减】胸痛甚者用元胡 6g，丝瓜络 10g；咳血加用牡丹皮、旱莲草各 10g；瘀血明显者加三七、姜黄各 10g；痰饮壅盛哮喘频作者加车前草 10~15g；喘息者加射干 10g，僵蚕 9g。

【疗效】以本方治疗慢性阻塞性肺疾病 50 例，结果显效 34 例，有效 10

例，无效 6 例。

疗效标准：显效：经积极治疗后发热咳嗽喘息明显减轻甚至或无，症状体征明显改善，如缺氧现象不明显，无肝脾肿大和双下肢水肿及呼吸困难，患者一般活动不受限制等；有效：经积极治疗后发热咳嗽喘息有所减轻，症状体征有所改善，如缺氧现象较明显，有或无肝脾肿大和双下肢水肿及轻度呼吸困难，患者一般活动受限制等；无效：经积极治疗后发热咳嗽喘息无减轻甚或加重，症状体征无改善迹象，如缺氧现象明显，有明显的肝脾肿大和双下肢水肿及明显的呼吸困难，患者活动受限制甚或不能活动等。

【来源】杨铁骊，张小兆．自拟都气清肺汤对慢性阻塞性肺病的影响．中成药，2010，32（10）：1841

三小汤

细辛 10g　半夏 10g　甘草 10g　五味子 10g　干姜 10g　桂枝 10g　麻黄 10g　白芍 10g　柴胡 20g　黄芩 15g　党参 10g　生姜 10g　大枣 10g　黄连 10g　瓜蒌 30g　鱼腥草 30g

【用法】水煎服，每天 2 次，每日 1 剂。

【功效】清肺化痰，宣肺平喘。

【适应证】慢性阻塞性肺疾病急性加重期（痰热郁肺型）。其症状表现为发热不恶寒，气急胀满，咳喘烦躁，痰黄黏稠，不易咳出，口干但饮水不多，舌红苔黄腻，脉弦滑或数。

【疗效】以本方治疗慢性阻塞性肺疾病 30 例，显效 11 例，有效 17 例，无效 2 例，总有效率为 93.33%。

【来源】曾荣南，陈宝田，葛鑫宇．自拟三小汤加味配合常规治疗慢性阻塞性肺病急性期临床观察．中医药临床杂志，2012，24（9）：840

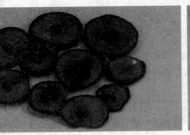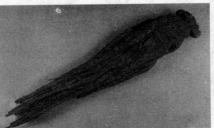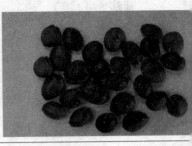

特发性肺间质纤维化

　　肺间质纤维化是指原因不明并以普通型间质性肺炎为特征性病理改变的一种慢性炎症性间质性肺疾病，主要表现为弥漫性肺泡炎、肺泡单位结构紊乱和肺纤维化。多与结缔组织疾病、药物、吸入有机和无机粉尘、有害烟雾、感染有关，是一种进行性发展的疾病。

　　进行性呼吸困难是特发性肺纤维化最突出的症状，伴有干咳或咯痰、体力活动后气短。

益肺化纤汤

　　黄芪 15g　太子参 15g　当归 15g　款冬花 15g　麦门冬 10g　五味子 10g　丹参 10g　三七 10g　苏子 10g　炙甘草 5g

【用法】水煎服,每天 2 次,每日 1 剂。4 周为 1 个疗程。

【功效】益气养阴,化痰祛瘀。

【适应证】**特发性肺间质纤维化(气阴两虚、痰瘀互结证)**。症见:进行性呼吸困难、气短、咳嗽、唾痰涎、发热、胸痛、咯血、关节痛、杵状指、唇紫。

【临证加减】咳甚加百部 15g,杏仁 10g;痰火盛加黄芩、鱼腥草各 15g;苔腻湿盛加苍术、白术、茯苓各 10g;胸闷加郁金、枳壳各 15g;痰中带血加制大黄 5g,白及 10g;伴气喘加葶苈子、射干、炙麻黄各 10g;火盛加水牛角、生石膏各 15g,生地 30g;津伤加芦根、天花粉各 15g;兼外感加金银花、连翘各 20g,桑叶 10g。

【疗效】用本方治疗特发性肺间质纤维化 34 例,3 个疗程后观察疗效。其中显效 7 例,有效 19 例,无效 8 例,总有效率为 76.47%。

【来源】李玉盛,马淑荣,刘迎辉. 益肺化纤汤治疗特发性肺纤维化 34 例. 辽宁中医杂志,2006,33(6):701

化纤破痼汤

　　黄芪 15g　当归 10g　生地 15g　淫羊藿 10g　连翘 6g　桔梗 10g　枳壳 10g　杏仁 10g　五味子 6g　白芍 10g　法半夏 10g　制南星 10g　川贝 10g　陈皮 10g　川芎 6g　桃仁 10g　地龙 10g　茯苓 15g　生甘草 6g

【用法】上述药物加水浸泡 1 小时,首煎煮沸 30 分钟,次煎 20 分钟,两煎合一,量约 600ml,服用前加热至常温。每日 1 剂,1 日服 3 次,餐后服。

【功效】益气养阴,化痰活血,清热解毒。

【适应证】**特发性肺间质纤维化(气阴两虚,痰瘀热毒阻肺证)**。症见:咳嗽、呼吸困难、紫绀。

【疗效】用本方治疗特发性肺间质纤维化 25 例，显效（咳嗽、呼吸困难、紫绀等症状、体征明显减轻或消失）18 例，有效（咳嗽、呼吸困难、紫绀等症状、体征减轻）5 例，无效（咳嗽、呼吸困难、紫绀等症状、体征无改善或恶化）2 例，总有效（以显效加有效病例计算总有效率）23 例。

【来源】陈平，许光兰，王茜. 化纤破瘤汤治疗特发性肺纤维化的研究. 辽宁中医杂志，2012，39（11）：2194 – 2195

肺纤通方

旋覆花 15g　红景天 30g　威灵仙 15g　海浮石 20g　三棱 10g　莪术 10g　生黄芪 30g　生地黄 20g　甘草 10g

【用法】水煎服，每日 1 剂，早晚分服，按需吸氧。

【功效】软坚散瘀，益气养阴。

【适应证】**特发性肺间质纤维化（邪气痹阻肺络，肺脾肾气阴不足，气血瘀阻证）**。症见：呼吸困难，活动后加重，且呈渐进性。胸痛、胸闷，干咳，久咳不愈，倦怠乏力，气短无力，舌质暗紫淡胖，苔薄白，脉沉细或弦滑。

【疗效】用本方治疗特发性肺间质纤维化 22 例，有效 16 例，稳定 4 例，无效 2 例，总有效率 90.91%。对照组予 N – 乙酰半胱氨酸（珠海人人康药业有限公司）0.2g 口服，每日 3 次，按需吸氧。两组疗程均为 3 个月。对照组总数 21 例，有效 10 例，稳定 7 例，无效 4 例，总有效率 80.95%。

【来源】樊茂蓉，苗青，罗海丽，等. 肺纤通方治疗气阴两虚、肺络闭阻型特发性肺纤维化疗效观察. 中国中医急症，2012，21（9）：1377 – 1379

通络补益汤

丹参 20g　川芎 15g　当归 15g　水蛭 6g　全蝎 6g　露蜂房 10g　地龙 15g　黄芪 30g　蛤蚧 15g　补骨脂 10g　淫羊藿 12g

【用法】对照组：①持续低流量吸氧；②口服富露施 600mg，3 次/d，疗程为 8 周，泼尼松 0.4 ~ 0.6mg/（kg·d），疗程 6 个月；③有肺部感染者使用抗生素；④支气管扩张剂等其他对症治疗。治疗组在对照组治疗的基础上加服通络补益汤。辨证加减，连服 6 个月。

【功效】化瘀通络，补肺益肾。

【适应证】**特发性肺间质纤维化（肺络痹阻，肺肾两虚型）**。症见：咳嗽、咳痰、胸闷、气喘。

【疗效】以本方治疗30例，显效11例（咳嗽、咯痰、气喘明显减轻，活动能力增强，体征明显减少，PO_2升高≥10%，肺功能改善，TLC或VC提高>10%，胸部CT或X线片病灶面积减少≥20%）。有效14例（咳嗽、咯痰、气喘有所改善，体征减少，PO_2升高≥5%，<10%，肺功能有所改善：TLC或VC上升但<10%，胸部CT或X线片病灶面积减少≥10%，<20%）。无效5例（症状、体征、PO_2、肺功能、胸部CT或X线片均无改善，甚至恶化）。总有效率83.33%。

【来源】付大海，雷瑗琳，张彦，等．通络补益汤配合西药治疗特发性肺间质纤维化30例．甘肃中医，2008，21（8）：39－40

🪷 清肺化痰方

黄芩10g 鱼腥草25g 金荞麦15g 瓜蒌20g 半夏10g 海浮石30g 桑白皮15g 炙紫菀10g 杏仁10g 麦门冬20g 僵蚕10g 地龙10g 甘草6g

【用法】水煎服，1剂/天，分2次口服。1周为1个疗程。

【功效】清肺化痰。

【适应证】**特发性肺间质纤维化（痰热壅肺型）**。症见：气短不足以息，动喘，咳嗽频剧或咳唾涎沫，痰黄或稠黏不易咯出，偶有胸痛，心烦，发热，胸闷，大便干结，舌质红或暗红，苔黄或黄腻，脉弦滑或滑数。

【临证加减】痰多气逆者加葶苈子10g、紫苏子10g、泽漆10g；发热者加柴胡10g、生石膏30g。

【疗效】用本方治疗特发性肺间质纤维化54例，显效10例（中医临床症状明显改善，证候积分减少≥70%），有效35例（中医临床症状好转，证候积分减少≥30%），无效9例（中医临床症状无明显改善，甚或加重，证候积分减少<30%），总有效率为83.3%。

【来源】宋培，李颖，王雪京．清肺化痰法治疗痰热壅肺型特发性肺（间质）纤维化合并感染的临床观察．北京中医药大学学报（中医临床版），2013，20（1）：36－40

益气润肺通络汤

黄芪 30g　党参 15g　半夏 10g　丹参 30g　川芎 30g　当归 15g
水蛭 10g　穿山甲 6g　蛤蚧 1 对　沙参 15g　麦冬 15g　生熟地 10g
百合 10g　甘草 10g

【用法】中药每日 1 剂，分 2 次服，水煎服，连服 3 个月。

【功效】益气养阴，活血化瘀，清肺化痰，润肺止咳。

【适应证】**特发性肺纤维化（肺肾亏虚，痰瘀内阻型）。**

【疗效】以此方治疗特发性肺纤维化 28 例：显效 6 例，有效 14 例，无效 8 例，总有效率为 71.4%。

【来源】荣世舫，许正国．益气润肺通络法治疗特发性肺间质纤维化 28 例疗效观察．中国医药指南，2009，7（14）：129－130

益肺化纤汤

炙黄芪 30g　三七粉 5g　太子参 30g　麦门冬 15g　蛤蚧 10g　牛膝 10g　虎杖 12g　鱼腥草 30g　甘草 10g

【用法】将上药冷水浸泡 30 分钟后，水煎 2 次，共取汁 300ml，分早晚 2 次温服，三七粉冲服。28 天为一疗程。

【功效】益气润肺，补肾纳气，化瘀解毒。

【适应证】**特发性肺纤维化（肺脾肾虚痰瘀化热型）。**症见：喘息、咳嗽、咯痰。肺部闻及啰音。

【临证加减】肾虚，动则喘甚，加山茱萸、胡桃肉；肺津不足，口干咽燥，加沙参、生地黄；咳痰色白量多，加半夏、橘红、茯苓；咳痰黄稠，加黄芩、生石膏；痰中带血者，加仙鹤草、白及；唇暗舌紫，瘀象明显，加桃仁、䗪虫；便秘者，加全瓜蒌、火麻仁；腹胀便溏，加白术、厚朴；畏寒肢冷，去虎杖、鱼腥草，加肉桂、干姜；气血亏虚，加紫河车、当归。

【疗效】以此方治疗特发性肺纤维化 100 例患者，3 个疗程后，显效 50 例，有效 42 例，无效 8 例，总有效率 92%。

【来源】李卫民．益肺化纤汤随证加减治疗特发性肺间质纤维化临床观察．中医学报，2010，25（149）：635－636

🪷 敛肺止咳饮

生黄芪 30g　阿胶 12g　五味子 10g　贝母 12g　款冬花 15g　虎杖 12g　鸡血藤 15g　桑白皮 12g　桔梗 12g　炙甘草 6g

【用法】将上药水煎煮取药液 250ml。每日分 2 次口服。4 周为一疗程。治疗期间，原则上不用激素、抗生素，原用激素者逐渐撤停。必要时有严重感染或缺氧明显者，配合给予抗生素、吸氧等疗法。

【功效】益气敛肺，化痰止咳。

【适应证】**特发性肺间质纤维化（肺肾气阴两虚痰瘀蕴肺型）。** 症见：进行性呼吸困难不同程度咳嗽、咯痰、乏力。

【临证加减】咳嗽甚者加百部 15g；胸闷者加瓜蒌 15g；伴气喘者加炙麻黄 6g；阴虚重者加生地 30g；气虚重者加太子参 30g。下肢水肿加车前子 15g。

【疗效】以此方治疗特发性肺纤维化 43 例，3 个疗程后，显效 8 例（主症积分值减少 70% 以上，胸闷气短明显好转，轻度活动后无明显紫绀），有效 27 例（主症积分值减少 30%～69% 以上，胸闷气短好转，轻度活动有气短，咳嗽发作，口唇略发绀），无效 8 例（主症积分值减少不足 30%，胸闷气短无好转，休息时有气短，咳嗽发作，紫绀明显），总有效率为 81.37%。

【来源】宋超，刘素香. 敛肺止咳饮治疗肺纤维化 43 例. 现代中医药，2007, 27 (6)：14－15

🪷 益肺活血汤

人参　陈皮　郁金　五味子各 10g　蛤蚧 1 对（冲服）　丹参　黄芪　黄精各 30g　当归　地龙各 15g

【用法】水煎服每日 1 剂，30 天为一疗程。

【功效】益肺活血，平喘止咳。

【适应证】**弥漫性肺间质纤维化（肺虚血瘀型）。**

【临证加减】气短气促明显者加五味子、旋覆花各 10g；口干舌红少苔者加沙参、麦冬各 10g；痰多黏稠者加海蛤粉 6g，贝母 10g。

【疗效】治愈 6 例，好转 13 例，未愈 2 例，总有效率 90.4%。

【来源】赵永胜，阴素萍. 益肺活血汤治疗肺间质纤维化 21 例. 陕西中医，2008, 29 (4)：391－392

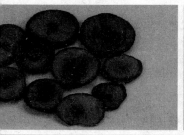
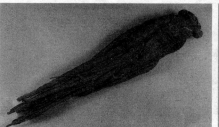
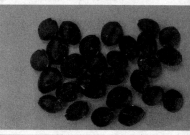

第十章

肺结核

肺结核是由结核分枝杆菌引发的肺部感染性疾病。是严重威胁人类健康的疾病。结核分枝杆菌的传染源主要是排菌的肺结核患者，通过呼吸道传播。健康人感染结核菌并不一定发病，只有在机体免疫力下降时才发病。世界卫生组织（WHO）统计表明，全世界每年发生结核病800~1000万，每年约有300万人死于结核病，是造成死亡人数最多的单一传染病。结核病已成为全世界重要的公共卫生问题。我国是世界上结核疫情最严重的国家之一，应引起我们的高度关注。

肺结核的临床表现复杂多样，轻重缓急不一。全身症状可有不同程度的发热且常伴有食欲不振、疲乏、无力、盗汗、体重下降等症状，女性患者可有月经不调、甚至闭经，儿童也可有发育迟缓等。呼吸系症状以咳嗽为常见，早期可无痰，并发支气管结核时则可有刺激性干咳，但随着肺部病变的发展、支气管炎症、组织坏死、空洞形成而开始咳白色黏痰或黄白脓性痰乃至血痰、咯血，当肺部病变接近胸膜时可有钝性或锐性胸痛，病变广泛时，可出现呼吸困难。

肺结核一般属于中医学"肺痨"范畴，多由于正气虚弱，感染痨虫，侵蚀肺脏所致。补虚培元、抗痨杀虫为治疗肺痨的基本原则。

🪷 月华丸

沙参15g 麦冬10g 天冬10g 生地15g 熟地15g 百部12g 川贝母9g 阿胶10g 三七12g 茯苓15g 山药15g 白及12g 仙鹤草20g 黑午节20g 白茅根15g 玉竹15g

【用法】水煎服，每天2次，每日1剂。

【功效】滋阴润肺，杀虫止咳。

【适应证】**肺结核（肺阴亏虚型）**。症见：咳嗽，胸痛，咯血，痰中带血，消瘦乏力，潮热盗汗，舌红少苔，脉细数。

【临证加减】若咳嗽频繁而痰少质黏者，加百合、杏仁、炙枇杷叶以润肺化痰止咳；痰中带血丝较多者，加白及、仙鹤草、白茅根、蛤粉炒阿胶等和络止血；若潮热骨蒸甚者，酌加银柴胡、地骨皮、功劳叶、青蒿等以清虚热。

【疗效】以本方治疗肺结核150例，临床治愈55例，显效41例，有效39例，无效15例，总有效率90%。

治愈：临床症状和肺部体征消失，痰菌涂片连续3次为阴性，X线检查显示肺部结核病灶完全吸收。显效：症状和体征基本消失，痰菌涂片连续3次为阴性，X线检查显示病灶基本消失或减少50%以上。有效：症状和体征显著好转，痰菌涂片连续3次为阴性，X线检查显示肺部病灶减少1/3以上。无效：症状无变化或病情恶化，痰菌涂片反复阳性或一直持续阳性，肺部病灶无变化或扩大。

【来源】蔡志敏.月华丸治疗肺痨150例的经验总结.中国医药科学，2012，(6)：65-65，67

🪷 肺痨康

蒸百部15g 白及15g 天门冬15g 北沙参15g 海浮石20g 天花粉15g 猫爪草24g 生地15g 熟地15g 知母10g 丹皮6g 青蒿10g 阿胶10g 蛤蚧10g 川贝母6g 紫河车10g 三七粉6g（研粉冲服）

【用法】水煎服，每天2次，每日1剂。

【功效】润肺滋肾，清降虚火。

【适应证】**肺结核（肺肾阴虚，虚火灼肺型）**。症见：咳嗽，咯血，或痰中带血，胸痛，潮热，盗汗，消瘦乏力，舌红少苔，脉细数。

【疗效】以本方治疗肺结核 69 例，临床治愈 16 例，显效 23 例，有效 22 例，无效 8 例，总有效率 88.4%。

【来源】叶品良，卢润生，黄秀深，等. 肺痨康治疗肺结核 69 例. 江西中医药，2009，40（2）：33

阿胶养血汤

阿胶（烊化）10g　三七 12g　白及 12g　白茅根 12g　麦冬 12g　天花粉 12g　百部 12g　桑白皮 12g　地骨皮 12g　白芍 12g　甘草 6g

【用法】水煎服，每天 2 次，每日 1 剂。

【功效】滋阴润肺，养血止血。

【适应证】**肺结核咯血（阴虚火旺型）**。症见：咳嗽，咯血，或痰中带血，胸痛，潮热，盗汗，消瘦乏力，舌红少苔，脉细数。

【临证加减】若痰热壅盛者加黄芩、瓜蒌各 12g；燥热伤肺者加沙参、贝母各 12g；肝火犯肺者加丹皮、黄芩各 12g；阴虚火旺者加鳖甲、白薇各 12g。

【疗效】以本方治疗肺结核 67 例，临床治愈 49 例，好转 10 例，无效 8 例，总有效率 88%。

以咯血症状为观察指标。临床治愈：咯血症状消失；好转：咯血明显减少；无效：咯血无变化。

【来源】简永英. 阿胶养血汤治疗肺结核咯血 67 例. 实用中医内科杂志，2008，22（9）：22

百合固金汤

百合 20g　当归 20g　牡蛎 20g　玄参 15g　生地 15g　芍药 15g　百部 15g　白及 15g　丹参 15g　乌梅 15g　熟地 12g　鳖甲 12g　麦冬 12g　贝母 12g　知母 10g　生晒参 10g　黄芩 10g　桔梗 10g　甘草 5g

【用法】水煎服，每天 2 次，每日 1 剂。总疗程为 18 个月。

【功效】滋阴润肺，清热止咳。

【适应证】**肺结核（阴虚火旺型）**。

【疗效】以本方治疗肺结核 33 例，结果显示除了 3 个月的时间点外，其余时间点（6 个月、12 个月、18 个月）百合固金汤组痰菌转阴率均高于常规组。

【来源】黄洁，尉理梁．百合固金汤治疗耐多药结核病 33 例观察．浙江中医杂志，2009，44（6）：427

黛蛤散合泻白散

黛蛤散（包煎）15g　桑白皮 15g　地骨皮 15g　仙鹤草 30g　麦冬 10g　白及 15g　侧柏叶 10g　白茅根 30g　制大黄 10g　生甘草 5g

【用法】水煎服，每天 2 次，每日 1 剂。咳血止后原方加减继服 5 ~ 7 剂。

【功效】养阴清肺，止咳平喘，凉血止血。

【适应证】**肺结核咳血（阴虚火旺，迫血妄行型）**。

【临证加减】津伤较甚加玄参、天花粉；咯血量较多，咳血鲜红加水牛角、赤芍、丹皮、生地；潮热、颧红加鳖甲；盗汗加五味子、牡蛎；痰多黏稠加瓜蒌、鱼腥草、贝母、百部；气阴两伤、气短、乏力、头晕加五味子、十大功劳叶。

【疗效】以本方治疗肺结核咳血 42 例，服药后，咳血均止，无再次咳血。其中服药 2 剂咳血停止 6 例，服药 3 ~ 5 剂咳血停止 13 例，服药 5 ~ 7 剂咳血停止 20 例，服药 10 剂咳血停止 3 例。咳血停止后病情稳定，无再出血现象。

【来源】王谦信，严宇仙．黛蛤散合泻白散加减治疗肺结核咳血 42 例．江西中医药，2009，40（4）：36

当归六黄桑叶汤

当归 10g　黄芩 10g　黄连 3g　黄柏 10g　黄芪 30g　生地 10g　熟地 10g　桑叶 30g

【用法】水煎服，每天 2 次，每日 1 剂。

【功效】滋阴泻火，固表止汗。

【适应证】**肺结核盗汗（阴虚火旺型）**。症见：咳嗽，盗汗，伴有五心烦热或午后潮热，两颧色红，口渴，舌红少苔，脉细数。

【疗效】以本方治疗肺结核 59 例，痊愈 39 例，显效 10 例，有效 5 例，无效 5 例，总有效率 91.5%。

痊愈：用药 1 个疗程后停药，连续观察 72 小时，盗汗症状完全消失；显效：1 个疗程后停药，连续观察 72 小时，盗汗症状基本消失；有效：1 个疗程后停药，连续观察 72 小时，偶尔出现盗汗症状；无效：1 个疗程后停药，连续观察 72 小时，症状无改善。

【来源】邓红霞. 当归六黄桑叶汤治疗肺结核盗汗 59 例临床观察. 湖南中医药大学学报，2007，27（4）：58-59

二冬琼玉汤

天门冬 20g 麦门冬 20g 南沙参 15g 生地黄 10g 太子参 15g 黄芪 10g 五味子 6g 百合 10g 山萸肉 10g 阿胶 10g 山药 20g 蜂蜜 20g 茯苓 10g 甘草 6g

【用法】水煎服，每天 2 次，每日 1 剂。

【功效】养肺肾阴，益气健脾。

【适应证】**肺结核（肺阴亏虚型）。**

【临证加减】咳嗽甚酌加杏仁、桔梗、前胡；潮热骨蒸酌加银柴胡、地骨皮；盗汗甚酌加浮小麦、麻黄根、牡蛎；咯血酌加白及、仙鹤草；胸痛酌加丝瓜络、郁金；食欲不振酌加神曲、鸡内金；便溏者酌减麦冬、生地黄用量，加白术。

【疗效】以本方治疗肺结核 50 例，治疗 1 个月后，50 例患者痰菌转阴 28 例，转阴率 56%；治疗 3 个月后，试验组痰菌转阴 45 例，转阴率 90%。

【来源】逄金岐，李同霞，吕洪清，等. 二冬琼玉汤加减辅助治疗初期肺结核的临床观察. 中国中西医结合杂志，2008，28（9）：854-855

加味补肺汤

黄芪 30g 五味子 30g 白芍 30g 地骨皮 20g 麦冬 20g 玉竹 20g 花粉 20g 人参 15g 桑白皮 15g 紫菀 15g 熟地 12g 百部 12g

【用法】水煎服，每天 2 次，每日 1 剂。

【功效】益气养阴，补肺杀虫。

【适应证】**肺结核（气阴两虚型）**。症见：咳嗽无力，气短声低，咯痰清稀，偶有夹血，血色淡红，神疲乏力，夜有盗汗，面白颧红，食少腹胀，舌质嫩红，苔薄，脉细弱而数。

【临证加减】若有湿痰症状者，酌加半夏、茯苓、陈皮等以祛湿化痰；若有咳血者，酌加白及、阿胶、仙鹤草、三七等以益气摄血；若有骨蒸盗汗者，酌加鳖甲、银柴胡、胡黄连以清热除蒸；若有便溏腹胀者，去熟地、麦冬，加白术、扁豆、薏苡仁以健脾利湿。

【疗效】以本方治疗肺结核 32 例，临床治愈 24 例，好转 6 例，无效 2 例，总有效率 93.75%。

治愈：症状消失，肺部病灶吸收钙化，痰菌检查转阴。好转：症状改善，肺部病灶部分吸收。未愈：症状及病灶无变化。

【来源】李素琴，张宏亮. 加味补肺汤治疗肺痨 32 例. 陕西中医，2004，25（8）：688－689

🪷 清骨散

银柴胡 12g　胡黄连 6g　秦艽 10g　鳖甲 15g　地骨皮 10g　青蒿 10g　知母 10g　甘草 6g　牡丹皮 10g

【用法】水煎服，每天 2 次，每日 1 剂。

【功效】清虚热，退骨蒸。

【适应证】**肺结核长期发热（骨蒸潮热型）**。症见：午后或夜间潮热，骨蒸心烦，形瘦盗汗，两颊潮红，手足心热，舌红少苔，脉细数。

【临证加减】气短乏力者加党参 20g，黄芪 15g；盗汗明显者加乌梅 6g，浮小麦 30g；咳嗽较频者加百部 10g，款冬花 10g；咯血者去牡丹皮加阿胶 12g（烊化），白及 10g。

【疗效】以本方治疗肺结核长期发热患者 59 例，用药后热退时间少于 3 天者 9 例，少于 7 天者 32 例，7～12 天者 16 例。另 2 例因合并严重糖尿病或肺癌 14 天后停用本方。

【来源】王爱华. 清骨散加味治疗结核病长期发热 59 例. 吉林中医药，2003，23（7）：28

🪷 百部三草汤

鱼腥草 30g 猫爪草 15g 仙鹤草 30g 肥百部 20g 天门冬 15g 黑玄参 15g 炙紫菀 15g 川贝母 10g 五味子 6g

【用法】水煎服，每天 2 次，每日 1 剂。

【功效】润肺散结，止咳化痰，收敛止血。

【适应证】**肺结核（肺阴亏虚型）**。症见：咳嗽，胸痛，潮热，个别有咳（咯）血或痰中夹血，盗汗，形体明显消瘦。

【临证加减】咯血者加白茅根 30g，三七（研粉）6g，早晚 2 次分服；肺肾两虚加虫草菌粉 6g，早晚 2 次分服，山海螺 30g；咳嗽甚者加蜜炙款冬花 15g，红景天 10g；肺有空洞者加白及 30g，肥玉竹 15g；口干舌燥无痰者加北沙参、麦门冬各 10g；低热心烦加肥知母、地骨皮各 10g；盗汗者加浮小麦 30g，糯稻根 30g；自汗加防风 10g，生黄芪 30g；大便干结者加生大黄 6g，柏子仁 10g；痰多者加全瓜蒌 20g，化橘红 12g；胸闷胁痛加醋郁金 15g，炒枳壳 10g；胃纳不香加砂仁 5g，焦三仙 20g。

【来源】周震. 百部三草汤治疗肺结核临床研究. 光明中医，2009，24（5）：949-950

🪷 止血宁肺汤

三七粉 3g（冲服） 藕节炭 15g 血余炭 10g 焦栀子 15g 仙鹤草 12g 白茅根 15g 阿胶 15g（烊化） 麦冬 15g 百合 12g 生地 15g 玄参 15g 川贝粉 6g（冲服） 桔梗 6g 白芍 10g 当归 6g 陈皮 12g 甘草 10g

【用法】水煎服，每天 3 次，每日 1 剂。7 天为一疗程，可连服 2~3 个疗程。

【功效】宁肺止血，清肺除烦，止咳化痰。

【适应证】**肺结核咯血（阴虚火旺型）**。

【疗效】以本方治疗肺结核咯血 106 例，临床治愈 76 例，显效 18 例，有效 9 例，无效 3 例，总有效率 97%。

在 1 个疗程内停止咯血为临床治愈，在 2 个疗程内停止咯血为显效，在 3 个疗效内停止咯血或咯血量减少一半以上为有效，3 个疗程后咯血量减少不到一半的为无效。

【来源】文晓君，何钟实，张秉芳．止血宁肺汤治疗肺结核咯血106例疗效观察．中国防痨杂志，2006，9：64–65

🌸 百部抗痨汤

炙百部30g　丹参30g　夏枯草30g　牡蛎30g　功劳叶30g　猫爪草30g　三棱20g　桃仁20g　赤芍20g　党参20g　生黄芪20g　冬虫夏草2g（冲服）　蜈蚣2条（冲服）　壁虎2条（冲服）

【用法】水煎服，每天2次，每日1剂。

【功效】扶正固本，活血化瘀，抗痨杀虫。

【适应证】**肺结核（气虚血瘀型）**。

【临证加减】咳血加茜草、三七、仙鹤草；潮热加鳖甲、地骨皮、生地黄；口干加沙参、麦门冬；痰多加胆南星；咳喘加川贝母、杏仁、五味子；盗汗加麻黄根；胸腔积液加葶苈子；肺热痰黄加蒲公英、鱼腥草。

【疗效】以本方治疗难治性肺结核18例，临床痊愈10例，好转7例，无效1例，总有效率94.4%。

痊愈：临床症状消失，痰菌持续阴性达1年以上，X线胸片示非活动病灶，随访观察1年以上仍无活动性；好转：具备下述一项者；病变较前吸收好转，空洞缩小闭合，痰菌减少或转阴；无效：痰菌及X线检查，治疗前后均无改变者。

【来源】张滨力，肖辉．中药百部抗痨汤治疗难治性肺结核18例疗效观察．中医药学报，2004，32（3）：40–40

🌸 润肺宁络汤

生地15g　熟地12g　西洋参10g　麦冬10g　百合10g　白芍10g　当归12g　川贝母10g　玄参10g　白及10g　茜草10g　藕节15g　鲜白茅根20g

【用法】水煎服，每天2次，每日1剂。5天为1个疗程。同时嘱患者忌辛辣，多饮水，多食水果。每年春秋两季节初期应用麦冬、生地、玄参等量代茶饮。

【功效】滋阴润肺，宁络止血。

【适应证】肺结核（阴虚火旺，迫血妄行型）。

【疗效】以本方治疗肺结核 55 例，1 个疗程咯血消失 47 例，2 个疗程咯血消失 6 例，3 个疗程咯血消失 2 例。

【来源】孙长明，杜天虹. 自拟润肺宁络汤治疗肺结核后咯血 55 例. 现代中西医结合杂志，2007，16（30）：4476 – 4476

强身愈痨汤

黄芪 30g　党参 15g　肉苁蓉 10g　蛤蚧 10g　丹参 30g　桃仁 10g　红花 10g　生薏苡仁 12g　桔梗 10g　鸡内金 15g　枸杞子 10g　炒白术 12g　黄芩 12g　鱼腥草 15g　生地 12g　麦冬 12g

【用法】水煎服，每天 2 次，每日 1 剂。2 个月为 1 个疗程。

【功效】活血化瘀，滋阴凉血，健脾和胃，补气养血。

【适应证】肺结核（气虚血瘀型）。症见：低热，咳嗽，乏力，轻声微咳，舌暗苔薄，脉涩。

【疗效】以本方加西药抗结核药治疗肺结核 63 例，2 个疗程后痊愈 38 例，显效 25 例，有效 0 例，无效 0 例，总有效率 100%。

痊愈：症状和肺部体征消失，痰菌涂片 3 次阴性，肺部结核病灶全吸收。显效：症状和肺部体征消失，痰菌涂片 3 次阴性，肺部结核病灶吸收≥50%。有效：症状和肺部体征减轻，痰菌涂片 3 次阴性，肺部结核病灶吸收 20% ~ 50%。无效：症状和肺部体征无明显改善，痰菌涂片 1 次阳性，病灶无明显吸收。

【来源】孔霞，张丽，杨晓景，等. 自拟中药汤剂加用西药治疗肺结核 63 例. 中国医药导报，2009，(9)：67 – 68

抗痨补肺丸

黄芪 30g　猫爪草 20g　夏枯草 20g　黄连 15g　蛤蚧 20g　白及 30g　百部 20g　全蝎 10g　甲珠 10g　牡蛎 10g　芍药 15g　紫河车 15g　薏苡仁 15g　川贝母 20g　山药 20g　黄精 15g　甘草 10g　生地黄 20g　沙参 20g

【用法】上述药物烘干，研细末，炼蜜为丸，15g/丸，3 次/天，饭前服用，两个月为 1 个疗程，初治患者连服 3 个疗程，复治患者连服 4 个疗程。

【功效】补肺益阴，抗痨杀虫。

【适应证】**肺结核（肺阴亏虚型）**。

【临证加减】久病阴虚火旺者加知母以增滋阴降火之效；气阴耗损咳嗽无力加党参、白术以补益肺脾之气；阴阳两虚症见喘息少气、面浮肢肿、骨瘦如柴者加人参、虫草以助阳气滋肾阴。

【疗效】以本方结合西药化疗治疗肺结核 60 例，显效 57 例，有效 3 例，无效 0 例，总有效率 100%。

以症状和肺部体征消失，痰菌涂片 3 次阴性，病灶吸收或基本吸收，空洞缩小达 1/2 以上为显效；症状和肺部体征明显好转，痰菌涂片 3 次阴性，病灶部分吸收，空洞缩小达 1/3 以上未及 1/2 为有效；症状略有好转或无好转或病情恶化，痰菌涂片反复阳性或持续阳性，病灶及空洞无变化或扩大为无效。

【来源】刘树梅. 中医治疗肺结核病临床观察. 光明中医，2010，25（8）：1391－1392

薯蓣丸

淮山药 600g　当归 200g　桂枝 200g　神曲 200g　生地 200g　扁豆 200g　炙甘草 560g　新开河参 140g　阿胶 140g　川芎 120g　白芍 120g　白术 120g　麦冬 120g　杏仁 120g　防风 120g　柴胡 100g　桔梗 100g　茯苓 100g　干姜 60g　白蔹 40g

【用法】共为细末，大枣 200 枚去核为膏，炼蜜和丸，上 1 料分 300 丸，为一疗程。

【功效】补益气血，健脾益胃。

【适应证】**肺结核（气血亏虚，脾胃虚弱型）**。症见：咳嗽声怯，痰白量多，纳谷不香，便溏溲浊，面唇不华，形体骨立，舌淡晦边有齿印，苔白，脉细涩。

【疗效】以本方治疗肺结核 22 例，治愈 4 例，显效 16 例，无效 2 例，总有效率 90.91%。

治愈：服药后症状消失，肺部 X 线摄片空洞消失，结核病灶钙化，血常规，血沉正常者；显效：症状消失，各种检查明显好转者；无效：症状未能改善或加剧，预后不良者。

【来源】涂钟馨. 薯蓣丸加味治慢性虚证. 新中医，1994，26（4）：62－62

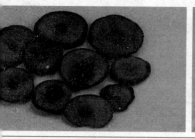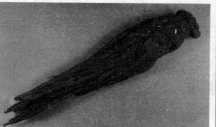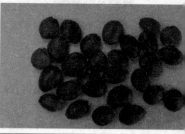

第十一章

结核性胸膜炎

　　结核性胸膜炎是由于结核分枝杆菌及其代谢产物进入高敏状态的胸膜腔引起的胸膜炎症。结核性胸膜炎属于肺结核病五大类型的Ⅴ型，其虽非肺部病变，但在临床上与肺结核有密切的关系。结核性胸膜炎多见于青壮年，临床表现为胸痛（积液增多后胸痛减轻或消失），常伴有干咳、潮热、盗汗、消瘦等结核中毒症状。

　　结核性胸膜炎诊断标准：①有相关临床表现或结核接触史；②有胸腔积液体征，X线表现以及B超现实有胸液征象；③胸液检查为渗出液，pH<7.30，腺苷脱氨酶>45U/L，乳酸脱氢酶>200U/L；④PPD（51U）试验成阳性反应，血清结核抗体阳性；⑤临床可排除其他非结核性胸腔积液；⑥抗结核治疗有效；⑦胸水细菌学阳性或胸膜活检发现干酪样或结核性肉芽组织，具备1~6项或7项均可确诊。

　　结核性胸膜炎属中医学"悬饮"、"胸痛"等范畴。其形成乃由病久体虚、或劳倦内伤、肺虚卫弱、脾肾不足，致胸阳不展、肺失宣通，水湿停滞胸胁，储留成饮。饮阻气郁，则络气不和，见胸胁引痛；饮邪上迫，则肺气不宣，见咳逆气喘、息促、呼吸困难；蕴结化热，出现壮热；久病伤阴耗气，而出现低热盗汗或神疲气短多汗等症。中医学认为饮为阴邪，遇寒则凝，得温则行，以"温阳化饮"为基本治疗原则，以振奋阳气，开发腠理，通行水道。同时还应当分别标本缓急、表里虚实不同，采取相应的治疗措施。

🏵 复元活血汤加味

当归15g 桃仁10g 红花10g 酒大黄6g 炮山甲10g 柴胡10g 栝楼根10g 元胡10g 川楝子10g 炙甘草6g

【用法】水煎服,每天2次,每日1剂。

【功效】行气活血通络。

【适应证】**结核性胸膜炎（血瘀气滞）**。症见：胸痛,舌下瘀斑,脉弦而涩。

【来源】李越爱. 叶锦文老中医运用复元活血汤经验. 现代中医药, 2010, 30 (2): 1

🏵 葶苈大枣泻肺汤加味

葶苈子18g 大枣8枚 全瓜蒌20g 泽泻15g 桑白皮15g 车前子15g 旋覆花12g（包煎） 金银花15g 黄芩12g 焦三仙各10g

【用法】水煎服,每天2次,每日1剂。

【功效】峻逐水饮,降气平喘。

【适应证】**渗出性胸膜炎（实证）**。症见：咳嗽时牵引胸胁引痛,气喘不能平卧,动则加剧,咳白黄黏痰,口干不欲多饮,纳差,舌质红,苔白滑中间略黄,脉弦滑。

【来源】李永昌. 葶苈大枣泻肺汤加味治疗急重症2则. 中国中医急症, 2012, 21 (8): 1361

🏵 柴胡陷胸汤加减

柴胡10g 黄芩10g 半夏10g 苏子10g 厚朴10g 枳实10g 莱菔子10g 桔梗6g 黄连6g 瓜蒌15g 葶苈子30g

【用法】在西药抗痨基础上,加服中药,水煎服,每天2次,每日1剂。

【功效】清热化痰,泻肺平喘。

【适应证】**结核性胸膜炎（饮留胸胁,郁而化热）**。症见：咳声重浊,气喘息粗,不能平卧,咳痰不爽,午后低热,胸闷心悸,口苦,便秘,舌质红,苔黄厚，脉滑略数。

【来源】李成河. 柴胡陷胸汤新用. 新中医，2002，34（12）：59

柴胡桂枝汤加减

柴胡 20g　黄芩 15g　半夏 10g　党参 20g　桂枝 10g　白芍 15g
金银花 15g　连翘 15g　大黄 10g　猫爪草 20g　甘草 10g

【用法】水煎服，每天 2 次，每日 1 剂。

【功效】燮理阴阳，调达枢机，和解宣利。

【适应证】**干性胸膜炎（少阳枢机不利）**。症见：胸痛，吸气时加重，伴有低热，咽干口苦，干咳少痰，胸闷，心下痞硬，四肢酸楚，大便秘结，舌质淡，脉弦滑数。

【来源】刘学慧，赵有利. 柴胡桂枝汤临床治验三则. 中医药信息，2011，28（2）：40

补中益气汤加减

生黄芪 30g　西党参 30g　炒白术 15g　升麻 10g　北柴胡 10g　当归 10g　广陈皮 10g　白茯苓 30g　嫩桂枝 10g　炙甘草 10g　丹皮 10g　赤芍 20g　桃仁 10g　麦冬 30g　地骨皮 30g

【用法】水煎服，每天 2 次，每日 1 剂。

【功效】补益肺脾，温阳化饮，散瘀利水，养阴清热。

【适应证】**结核性胸膜炎（肺脾气虚，水饮伏肺，水瘀互结，郁而化热）**。症见：胸闷胸痛，气促干咳，时有低热，以午后为甚，纳食不佳，口干燥但不欲饮，形体消瘦，神倦乏力，舌质红暗，舌苔薄白微腻，脉象细弦滑数，右关弦滑明显，右寸细滑数，重按无力。

【来源】洪广祥. 肺痨辨治与用药经验. 中医药通报，2008，7（3）：6

十枣汤加减

甘遂 5g　大戟 3g　大黄 15g　黄芩 30g　蒲公英 100g　紫花地丁 30g　败酱草 30g　鱼腥草 30g　龙胆草 30g　金银花 30g　连翘 30g　百合 15g　百部 15g　桔梗 20g　鸡内金 15g

【用法】水煎服，每日 1 剂，煎 3 次，分 2 次服。

【功效】逐水祛饮，清热解毒。

【适应证】**结核性胸膜炎（实证）**。症见：咳嗽、微发热，呼吸时胸部疼痛，舌质红，苔白，脉沉弦。

【来源】王桂芝. 悬饮证的诊治及临床经验. 哈尔滨医药. 2011，31（1）：44

🪷 阳和汤加减

麻黄 5g 干姜 6g 熟地 20g 白芥子 10g 鹿角霜 10g 炙黄芪 30g 葶苈子 10g 白术 10g 茯苓 30g 瓜蒌皮 15g 冬瓜子 15g 甘草 6g

【用法】水煎服，每天 2 次，每日 1 剂。

【功效】温阳补气，逐水祛饮。

【适应证】**结核性胸膜炎（阳虚寒饮内聚）**。症见：胸痛，咳痰不爽，胸闷气短，体倦乏力，动则汗出，日晡潮热，舌苔薄白，脉沉细。

【来源】赵志荣. 阳和汤加味用于内科病的体会. 中国社区医师，2007，23（14）：35

🪷 血府逐瘀汤

桃仁 12g 红花 12g 当归 15g 茯苓 15g 葶苈子 15g 川芎 9g 赤芍 9g 牛膝 9g 柴胡 6g 桔梗 6g 枳壳 6g 泽兰 10g 甘草 3g

【用法】水煎服，每日 1 剂，分早、晚 2 次服。

【功效】活血化瘀，理气利水。

【适应证】**胸腔积液**。

【临证加减】疼痛者，加川楝子、元胡；阴虚偏重者，加沙参、麦冬、生地、熟地、川贝、杏仁、百部、白及；盗汗多者，加乌梅、煅牡蛎，但量宜少；有出血倾向者，加茅根、仙鹤草、茜草根、地榆炭、血余炭。

【疗效】治疗 30 天，治疗组结核患者中，显效（胸腔积液消失，症状明显改善）17 例，有效（胸腔积液减少一半以上，无呼吸困难症状，胸部 X 线示少量胸腔积液）3 例；对照组结核患者中，显效 12 例，有效 6 例，无效（仍有中等量以上胸腔积液）2 例。

【注意事项】出血患者慎用。

【来源】闫建民，董秋燕．血府逐瘀汤加减治疗胸腔积液疗效观察．传统医药．2008，15（2）：32

守宫

守宫

【用法】取守宫一味，烘干研细面，装胶囊，每粒 0.5g，每服 3～5 粒，日服 3 次。如胸水过多（达第 5 前肋以上），导致呼吸困难，可胸穿抽胸水，然后服药，1 个月为一疗程。

【功效】补肺肾，益精血，祛风定惊，散结解毒。

【适应证】**胸腔积液**。

【疗效】以本方治疗胸腔积液 13 例，结核性胸膜炎 5 例，渗出性胸膜炎 6 例，包裹性胸膜炎 2 例。经过 1～2 个疗程治疗，13 例患者胸水全部消除。有结核病灶者，病灶密度增高，边缘清楚，且毫无副作用。

【来源】袁宝山，洪明山．守宫治疗胸水 13 例．四川中医，1999，17（6）：26

悬饮汤

桑白皮 15g　紫菀 15g　银花 20g　白术 20g　白芍 20g　地骨皮 15g　黄芩 15g　柴胡 10g　杏仁 15g　瓜蒌 15g　桔梗 15g　薏苡仁 20g　元胡 15g　泽兰 15g　半夏 15g　枳壳 15g　茯苓 15g　火麻仁 15g　桃仁 10g　红花 5g

【用法】水煎服，每天 2 次，每日 1 剂。

【功效】攻逐水饮，清肺，行气活血。

【适应证】**渗出性胸膜炎**。症见：咳嗽气促，伴胸胁痛，口干，尿黄，便秘，舌质红，苔黄后腻，脉数微弦。

【疗效】以本方治疗渗出性胸膜炎 80 例，痊愈（临床症状及体征消失，胸部 X 线检查、肋膈清晰或胸腔积液完全吸收）76 例，显效（临床症状明显消失，肺部 X 线检查胸腔积液未完全吸收）1 例，无效（临床症状减轻，但 X 线检查无改变）3 例，总有效率 88.15%。

【来源】郑青松，郑哲杰．悬饮汤治疗渗出性胸膜炎 80 例临床观察．中国自然医学

杂志, 2005, 7 (1): 77

三子二皮泻肺汤

葶苈子 15g　苏子 15g　车前子 15g　桑白皮 15g　瓜蒌皮 15g　百部 15g　丹参 20g　茯苓 10g　枳壳 10g　大枣 10g　甘草 10g

【用法】水煎，餐间或食前顿服，每日 1 剂，一般 4~6 周后停服。

【功效】清热泻肺，逐水消积，下气平喘，利膈化瘀。

【适应证】结核渗出性胸膜炎。

【临证加减】寒热往来者，加柴胡 10g，黄芩 10g；热郁肺胃者，加麻黄 10g，杏仁 10g，石膏 30g；痰阻气郁者，加半夏 10g，陈皮 10g；络气不和胸痛甚者，加元胡 10g，郁金 10g，赤芍 10g；阴虚内热者，加地骨皮 10g、功劳叶 10g，沙参 10g，麦冬 10g；水饮久停、阳气渐伤者，加桂枝 10g，白术 15g，黄芪 15g。

【疗效】以本方配合抗痨治疗结核渗出性胸膜炎 75 例，治疗组（中药＋抗痨）胸水消失时间 18.2±5.7 天，对照组（抗痨）胸水消失时间 22.4±6.6 天。治疗 2 月末，治疗组胸膜厚度 1.8±0.4mm，12 例出现胸膜粘连；对照组胸膜厚度 2.1±0.4mm，25 例出现胸膜粘连。所有治疗结束，治疗组 11 例胸膜粘连，对照组 22 例胸膜粘连。

【来源】胡永峰，肖海霞."三子二皮泻肺汤"配合抗痨治疗结核渗出性胸膜炎 75 例. 江苏中医药, 2010, 42 (3): 44

椒目瓜蒌汤

椒目 9g　瓜蒌 30g　冬瓜皮 30g　桑白皮 9g　泽泻 9g　茯苓皮 12g　车前子 30g（布包）　杏仁 9g　紫菀 9g　桂枝 4.5g　百部 9g

【用法】水煎服，每天 2 次，每日 1 剂。

【功效】祛饮逐邪，温通助阳。

【适应证】结核性胸膜炎。

【疗效】在西药抗痨基础上，加以本方治疗结核性胸膜炎 30 例，胸水完全消失时间平均为 14±4.2 天，西药抗痨组 29 例，胸水完全消失时间平均为 22±3.8 天。

【来源】陈杰勇.焦树德治疗结核性胸膜炎经验应用效果分析.辽宁中医药大学学报，2011，13（7）：209

达原饮加减

槟榔 15g　厚朴 10g　草果 15g　黄芩 10g　知母 15g　白芍 10g
干姜 10g　丹参 20g　百部 15g　桂枝 10g　甘草 6g　白芥子 10g

【用法】每日 1 剂，水煎服，分 2 次口服。30 天为 1 个疗程，坚持服药 6 个疗程。

【功效】温阳化饮，振阳宽胸。

【适应证】**结核性胸膜炎**。

【临证加减】发热恶寒者，加柴胡、银柴胡；口苦干呕者，加黄连、法半夏、生姜；胸胁疼痛剧烈者，加当归须、郁金、赤芍；水饮不净者，加路路通、通草、生牡蛎、泽泻、丝瓜络；阴虚口干者，加北沙参、麦冬；兼有气虚、神疲、气短、出汗、面色黄白者，加太子参、黄芪、五味子。

【疗效】总有效率 88.67%。

【来源】左明晏，许从莲，陈杰.达原饮加减治疗结核性胸膜炎胸腔积液 53 例.中国民族民间医药.2012，21（11）：80

丹参饮

丹参 40g　砂仁 6g　檀香 6g

【用法】每日 1 剂，水煎服，1 日 3 次，10 天为一疗程，一疗程后停 2～3 天，继续服用一疗程，以此类推，治疗 3 个月。

【功效】活血祛瘀，行气止痛。

【适应证】**结核性渗出性胸膜炎**。

【疗效】在西药抗痨基础上，加以本方治疗结核性胸膜炎 36 例，治愈（胸水完全吸收，X 线胸片指示患侧膈角锐利，未发现胸膜肥厚粘连）25 例，显效（胸水吸收，遗留膈角变钝）8 例，有效（胸水吸收，遗留胸膜肥厚粘连）2 例，无效（胸水长期不吸收或形成包裹）1 例；西药抗痨组治愈 17 例，显效 11 例，有效 6 例，无效 1 例。

【来源】邓昌鸿.丹参饮合常规疗法治疗结核性渗出性胸膜炎 36 例小结.中医药导报.2005，11（7）：20

小柴胡汤加减

柴胡 12g　黄芩 12g　半夏 12g　党参 12g　炙甘草 10g　桂枝 10g　茯苓 15g　猪苓 15g　泽泻 30g　白术 15g　生姜 12g　大枣 10g　桃仁 10g　赤芍 15g

【用法】上药加水浸泡 1 小时，煎煮两次，每次 30 分钟，两煎混合，浓缩至 200ml，日 2 次服用，每次 100ml。治疗 3 个月。

【功效】和解通利。

【适应证】**结核性胸膜炎。**

【疗效】在西药抗痨基础上，加用中药治疗组，3 个月后 B 超显示胸膜厚度 0.293 ± 0.368cm，单纯西药抗痨组 3 个月后 B 超显示胸膜厚度 0.791 ± 0.491cm。

【来源】李同霞，薛伟林，韩彤亮，等. 和解通利法治疗结核性胸膜炎胸膜肥厚 30 例疗效观察. 山东中医杂志，2011，30（5）：313

活络泻肺饮

丹参 15g　当归 15g　炙乳香 6g（布包）　炙没药 6g（布包）　炮穿山甲 6g　葶苈子 30g（布包）　百部 30g　功劳叶 10g　大枣 5 枚

【用法】水煎服，每日 1 剂，分 2 次服。

【功效】活血通络，泻肺化饮。

【适应证】**结核性胸膜炎。**症见：胸痛气憋，食欲不振，恶心欲吐，精神怠倦，舌质紫暗，苔腻，脉沉弦。

【临证加减】胸水消失，减葶苈子、大枣；肺阴不足，加沙参、麦冬、百合；潮热，加鳖甲、秦艽；盗汗，加煅龙骨、煅牡蛎。

【疗效】以本方治疗包裹性胸膜炎 42 例，全部治愈（临床症状消失，肺部经 X 线片复查无异常发现）。

【来源】高云，朱丽. 活络泻肺饮治愈包裹性胸膜炎 42 例. 黑龙江医学. 2006，30（11）：869

芥葶二丑汤

白芥子 10g　葶苈子 10g　二丑 6g　丝瓜络 10g　白术 10g　茯苓

10g 橘红 10g 半夏 10g 冬瓜仁 15g 冬瓜皮 10g 甘草 6g 三棱 10g 莪术 10g

【用法】水煎服，每天 2 次，每日 1 剂。

【功效】化痰利水，行气通络。

【适应证】**结核性胸膜炎**。

【疗效】在西药抗痨基础上，加用中药组治疗 28 例，20 天内，胸水全部消失 26 例，有效率 93%；西药抗痨组治疗 22 例，胸水全部消失 13 例，有效率 59%。

【来源】高翔. 芥葶二丑汤辅助治疗结核性胸膜炎 28 例临床分析. 中国中医基础医学杂志，2008，14（2）：159

❁ 葶苈大枣泻肺汤合小陷胸汤

葶苈子 10g 桂枝 10g 白术 10g 泽泻 10g 半夏 10g 黄连 10g 桑白皮 12g 茯苓 12g 薏苡仁 12g 杏仁 12g 全瓜蒌 20g 甘草 5g

【用法】水煎服，每天 2 次，每日 1 剂。

【功效】清热化痰，宽胸散结。

【适应证】**结核性胸膜炎**。症见：气短咳喘，胸痛引胁，舌质红，苔微黄，脉滑。

【临证加减】气虚者，加黄芪 15g，党参 15g；潮热者，加鳖甲 12g；盗汗者，加牡蛎 30g，浮小麦 10g；咳嗽者，加百部 10g，川贝母 12g。

【疗效】在西药抗痨基础上，加用中药治疗 48 例，显效（X 光示胸水完全吸收，胸膜无增厚粘连，症状及体征消失）37 例，好转（X 光检查胸水完全吸收，胸膜增厚粘连及症状体征明显好转）9 例，无效（X 光检查胸水未减少或增多，症状及体征无明显好转）2 例，总有效率 95.83%。

【来源】王晓平. 葶苈大枣泻肺汤合小陷胸汤治疗结核性胸膜炎 48 例. 中国民间疗法，2002，10（12）：48

❁ 胸膜炎汤

丹参 30g 冬瓜子 30g 薏苡仁 30g 桑白皮 15g 瓜蒌 15g 白术 12g 桃仁 12g 赤芍 12g 茯苓 12g 葶苈子 9g 陈皮 9g 桔梗 9g

旋覆花9g　杏仁9g　姜半夏9g　通草6g　枳壳6g　大枣5枚

【用法】水煎服，每日1剂，分2次服。1个月为一疗程。

【功效】泻肺健脾，利水祛痰，活血逐瘀。

【适应证】**结核性胸膜炎。**

【临证加减】胸痛胸部牵拉感，加郁金12g，醋香附12g，元胡9g，丝瓜络15g；喘促者，加苏子12g，葶苈子加至15g，旋覆花加至18g；咳嗽者，加前胡12g，枇杷叶12g；发热者，加芦根18g，连翘15g，牛蒡子9g；高热者，加石膏30g，知母12g；小便黄者，加栀子15g，白茅根15g，竹叶8g；午后潮热，加鳖甲12g（另包先煎），地骨皮15g；盗汗者，加浮小麦15g，煅龙骨30g；气虚者，加黄芪30g，党参15g。

【疗效】在西药抗痨基础上，加用中药治疗28例，治愈（临床症状消失，胸部X线及B超检查胸水消失）19例，显效（临床症状消失，X线示肋膈角变钝，B超胸水2cm，无胸膜肥厚）6例，好转（临床症状消失，X线示肋膈角变钝，B超胸水2cm，或胸膜肥厚4cm）3例，无效（临床症状及胸腔积液无好转）0例。

【来源】郭素芳.胸膜炎汤配合西药治疗结核性胸腔积液28例.陕西中医，2007，28（12）：1580

🌸 消液汤

葶苈子30g　车前子30g　茯苓30g　猪苓30g　泽泻15g　百部15g　桑白皮30g　黄芩15g　玄参12g　大枣15枚　甘草10g

【用法】水煎服，每天2次，每日1剂。15天为一疗程。

【功效】泻肺逐饮，清热解毒。

【适应证】**结核性胸膜炎。**

【临证加减】午后潮热者，加青蒿、地骨皮；盗汗者，加浮小麦、煅牡蛎。

【疗效】在西药抗痨基础上，加用中药治疗32例，胸水完全消失者27例，4例仍有少量积液，继续服药治疗，1个月后复查胸水完全吸收，1例包裹性积液服药时间较长，50天后复查胸片，胸水已全部吸收，2例患者愈后有轻度胸膜粘连。

【来源】刘文丽，王道立.消液汤为主治疗结核性渗出性胸膜炎32例.河南中医药学刊.1999，14（1）：52

🪷 胸水汤

旋覆花 15g（包煎） 葶苈子 15g 茯苓 15g 白茅根 15g 制香附 10g 生半夏 10g 苏子 10g 陈皮 10g 降香 10g 炒枳壳 10g 薏苡仁 20g

【用法】水煎服，每天 2 次，每日 1 剂。2 周为 1 个疗程，服药 2 个疗程。

【功效】行气解郁，行水涤痰。

【适应证】**结核性胸膜炎。**

【临证加减】咳甚者，加浙贝 15g，紫菀 15g，款冬花 15g；痛剧者，加元胡 30g，桃仁 10g，红花 10g。

【疗效】在西药抗痨基础上，加用中药治疗 31 例，显效（胸腔积液吸收，未发现胸膜粘连肥厚）12 例，有效（胸腔积液大部分吸收，仍留有肋膈角变钝、胸膜有粘连肥厚但逐渐变薄）16 例，无效（胸腔积液未见明显吸收或已形成包裹积液，胸膜肥厚加重）3 例，总有效率 90%。西药抗痨组治疗 30 例，显效 7 例，有效 14 例，无效 9 例，总有效率 70%。

【来源】韩承镇．胸水汤加西药抗痨化疗治疗结核性渗出性胸膜炎的临床观察．中国社区医师，2012，14（4）：199

🪷 苏葶丸

苏子 500g 葶苈子 500g

【用法】将以上二药共研细末，口服，每日 3 次，每次 10g，温开水送服，或淡姜汤送服，疗程 2 个月。

【功效】泻肺平喘，降气化饮。

【适应证】**结核性胸膜炎。**

【疗效】在西药抗痨基础上，加用中药治疗 105 例，显效（胸部超声检查，胸腔积液完全消失）102 例，有效（胸部超声检查，胸腔积液明显减少，但尚未完全消失）3 例，无效（超声检查，胸腔积液抽干后，2～3 天内复增长如初；或少量胸腔积液未见减少）0 例，胸膜增厚 0 例，总有效率 100%；西药抗痨组治疗 98 例，显效 29 例，有效 41 例，无效 28 例，胸膜增厚 13 例，总有效率 71.43%。

【来源】赵伟安，侯波．中西医结合治疗结核性胸膜炎 105 例．工企医刊．2011，24

(2): 62

🪷 逐饮活血方

葶苈子 15g 苏子 10g 大枣 5 枚 瓜蒌仁 15g 枳壳 10g 桃仁
10g 红花 10g 赤芍 10g 当归 10g 白术 10g 茯苓 15g 炙甘草 5g

【用法】水煎服，每天 2 次，每日 1 剂。

【功效】逐水化饮，活血祛瘀。

【适应证】**结核性胸膜炎。**

【临证加减】痰饮壅盛、胸部满闷、舌苔浊腻者，用全瓜蒌替换瓜蒌仁，
加薤白、杏仁、桂枝；伴寒热往来、身热起伏者，加柴胡、黄芩；胁肋疼痛较
剧烈者，加丝瓜络、旋覆花、乳香、没药；心下痞满、口苦干呕者，加黄连、
干姜；咳嗽气促者，加桑白皮、杏仁、桔梗；大便秘结者，加大黄、杏仁。

【疗效】在西药抗痨基础上，加用中药治疗 42 例，治愈（胸水及其他症
状、体征消失，治疗 2 个月后 B 超复查无胸水生长，无胸膜肥厚）22 例，有
效（胸水显著减少，治疗 2 个月后 B 超复查无胸水生长，无或轻度胸膜肥厚）
18 例，无效（胸水稍有减少或增多，胸膜显著肥厚或形成包裹性积液）2 例；
总有效率 95.2%；西药抗痨组治疗 42 例，治愈 12 例，有效 23 例，无效 7
例，总有效率 83.3%。

【来源】卢利员，黄斌，漆冬梅．逐饮活血方辅助治疗结核性胸膜炎疗效观察．中
国中医药信息杂志．2012，19（12）：75

🪷 化瘀通络汤

丹参 30g 桃仁 12g 红花 12g 当归 15g 川芎 12g 柴胡 9g 桔
梗 12g 赤芍 9g 茯苓 12g 桑白皮 12g 葶苈子 12g

【用法】水煎服，每日 1 剂，水煎 300ml，分早中晚 3 次服。

【功效】化瘀通络，泻肺逐饮。

【适应证】**结核性胸膜炎。**

【疗效】在西药抗痨基础上，加用中药治疗 62 例，显效（临床症状、体
征消失，无胸膜肥厚，无胸腔积液）35 例，有效（临床症状、体征基本消
失，少量胸腔积液不宜再穿刺，胸片显示肋膈角变钝）18 例，无效（症状、

体征稍改善，胸片显示肋间隙变窄，少量存在积液，明显胸膜肥厚）9 例，总有效率 85.4%；西药抗痨组治疗 62 例，显效 25 例，有效 22 例，无效 15 例，总有效率 75.7%。

【来源】曹建欣，王守法．自拟化瘀通络汤治疗结核性胸膜炎 62 例临床分析．中国现代药物应用，2012，6（14）：88

🪷 消饮汤

　　南沙参 12g　党参 12g　丹参 12g　川芎 10g　川牛膝 10g　桃仁 10g　车前子 12g（包煎）　茯苓 12g　泽泻 15g　全当归 9g

【用法】每日 1 剂，水煎 3 次，混匀分 2 次口服，20 剂为一疗程。

【功效】清肺补脾，活血祛瘀，行气止痛，利水渗湿。

【适应证】结核性胸膜炎。

【疗效】在西药抗痨基础上，加用中药治疗 33 例，共 3 个疗程。平均胸水消退时间 8.2 ± 1.6 天，至第 9 个月末共出现 4 例胸膜肥厚，发生率 12.1%；西药抗痨组治疗 33 例，平均胸水消退时间 11.6 ± 2.4 天，至第 9 个月末共出现 7 例胸膜肥厚，发生率 21.2%。

【来源】李乔，卢家胜，班文明，等．自拟消饮汤对结核性胸膜炎的治疗作用观察．中医药临床杂志，2012，24（9）：837

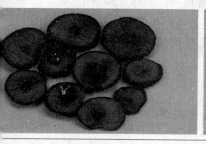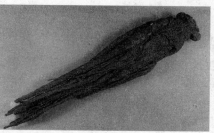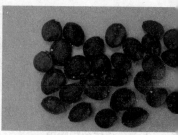

第十二章

肺　癌

　　肺癌，是最常见的肺部原发性恶性肿瘤，是一种严重威胁人民健康和生命的疾病。绝大多数的肺癌起源于支气管黏膜上皮，故称支气管肺癌。

　　本病的诊断要点是：①近期发生的呛咳、顽固性干咳持续数周不愈，或反复咯血痰，或不明原因的顽固性胸痛、气急、发热，或伴消瘦、疲乏等。②年龄在40岁以上，有长期吸烟史的男性。③痰细胞学检查找到癌细胞。痰落脱细胞学检查是早期诊断肺癌的简单而有效的方法，阳性率在80％左右，多次检查阳性率可提高。④X线胸部平片：见肺内有密度均匀，边缘不整或分叶肿块、或肺内有圆形或椭圆形边缘有切迹或毛刺阴影，有时可见到局部肺气肿、肺不张等。⑤支气管镜检查窥见癌源病变。纤维支气管镜检查，可确定病变性质，病理检查是确诊肺癌的重要方法。此外，对临床上高度怀疑为肺癌的病例，经上述检查未能确诊，且有切除条件者，可及时剖胸探查。

　　中医学古代文献尚无"肺癌"这一病名，但根据其临床表现和体征可归属中医学的"肺积"、"息贲"、"咳嗽"、"肺痿"、"胸痛"、"痰饮"、"咯血"等范畴。肺癌早期，以邪实为主，治当行气活血、化瘀软坚和清热化痰、利湿解毒；肺癌晚期，以正虚为主，治宜扶正祛邪，分别采用养阴清热、解毒散结及益气养阴、清化痰热等法。气血瘀滞证应以活血散瘀，行气化滞法；痰湿蕴肺证应以行气祛痰，健脾燥湿法；阴虚毒热证应以养阴清热，解毒散结法；气阴两虚证应以益气养阴法。

🪷 仙鱼汤

仙鹤草 15g　鱼腥草 30g　猫爪草 30g　山海螺 30g　党参 15g　三七片 10g　山慈菇 10g　浙贝母 15g　守官 5g　天冬 15g　黄芪 30g　炙甘草 5g

【用法】水煎服，每天 2 次，每日 1 剂，连续服用 8 周为 1 个疗程。

【功效】健脾清肺，化痰祛瘀。

【适应证】**肺癌（脾气虚弱，痰瘀内阻型）**。症见：咳嗽，痰黄，痰中带血，胸痛，纳眠差，舌质淡暗，苔白，脉细弦。

【疗效】选择 320 例中晚期非小细胞肺癌患者，采用本方为基本方辨证论治加减治疗，连续服用 1 个疗程后进行疗效评价。结果：本方能抑制瘤体增长，有效率为 4.4%，稳定率为 81.6%；能改善患者的主要临床症状，特别是在咳嗽、纳差，气促、乏力、发热等症状缓解方面，具有良好的疗效；能提高生存质量，提高者占 82.2%，稳定者占 9.7%，下降者仅占 8.1%；能增加体重，有效率 83.8%；能延长患者生存期，半年、1 年、2 年、3 年、4 年、5 年生存率分别为 85%、53.2%、31%、11%、6%、3%。

【来源】陈锐深，黎壮伟，陈志坚，等. 仙鱼汤治疗中晚期非小细胞肺癌 320 例临床观察. 中医药学刊，2006，24（2）：200 - 201

🪷 肺积方

黄芪 30g　白术 15g　茯苓 20g　西洋参 10g（或太子参 30g）　全瓜蒌 30g　半夏 12g　浙贝母 20g　山药 15g　薏苡仁 30g　白花蛇舌草 30g　重楼 30g　炙百部 15g　八月札 15g　皂角刺 30g　陈皮 12g　甘草 6g

【用法】水煎服，每天 2 次，每日 1 剂。

【功效】健脾益气，清热解毒，化痰散结。

【适应证】**肺癌（肺脾气虚，痰毒蕴结型）**。症见：咳嗽，吐白黏痰量多，胸闷气短，饮水呛咳，声音嘶哑，乏力，纳差，大便稀，舌红苔黄微腻，脉弦滑。

【来源】张娟. 肺积方治疗肺癌体会. 山东中医杂志, 2006, 25 (8): 531 - 532

❁ 焦氏肺癌验方

生黄芪30g　太子参30g　炒白术15g　茯苓20g　陈皮12g　砂仁10g　全瓜蒌30g　半夏12g　浙贝母20g　蛇舌草30g　蚤休30g　炙百部15g　紫菀15g　蜈蚣2条　甘草6g

【用法】水煎服, 每天2次, 每日1剂。长期服用。

【功效】健脾益气, 祛痰解毒。

【适应证】**肺癌（脾肺气虚、痰毒蕴结型）**。

【来源】张娟, 李芮. 焦中华运用健脾益气法治疗肿瘤的经验. 北京中医, 1999, 4: 6 - 7

❁ 唐氏肺癌验方

绞股蓝15g　藤梨根30g　白花蛇舌草20g　猫人参15g　半边莲30g　薏苡仁30g　郁金12g　枳壳12g　生甘草6g

【用法】水煎服, 每天2次, 每日1剂。

【功效】理气解郁, 化痰利湿, 祛瘀蠲毒。

【适应证】**肺癌（气滞血瘀, 痰湿内阻型）**。

【临证加减】疾病早、中期以祛邪为主, 晚期以扶正固本为主。患者痰多伴咳嗽者, 可加浙贝母10g, 竹沥半夏12g, 黛蛤散（包）24g, 桔梗9g, 前胡12g, 百部6g, 炙紫菀9g；气短乏力者, 加党参15g, 黄芪20g；伴胸痛者, 加元胡12g, 红花9g, 桃仁12g, 瓜蒌20g；湿重者加冬瓜子、皮各20g；痰中带血者, 加仙鹤草30g, 白茅根30g, 三七粉6g（分吞）；热重痰稠者, 加金银花20g, 黄芩12g, 鱼腥草30g；伴胸水者, 加葶苈子15g, 大戟3g, 苏子10g；患过肺结核者, 浙贝母改用川贝母6g。

【来源】周兴兆. 唐福安论肺癌证治. 浙江中医学院学报, 2000, 2: 45 - 46

❁ 固金散结排毒方

桑白皮20g　地骨皮20g　沙参30g　百合20g　郁金15g　浙贝20g　蜈蚣3条　猫爪草30g　白花蛇舌草20g　三七10g　法半夏15g

半枝莲 15g　炒山甲 15g　甘草 6g

【用法】水煎服，每天 2 次，每日 1 剂。长期服用。

【功效】固金散结，活血化瘀，祛痰排毒。

【适应证】**肺癌晚期**（痰瘀互结型）。症见：咳嗽，咯痰不畅，痰中带血，气促，胸肋胀满或刺痛，大便干结难出，舌质紫暗或有瘀斑，舌苔薄黄，脉细数。

【疗效】经固金散结排毒方治疗后，患者的临床症状有明显改变，总有效率高于对照组，同时有些患者的肺部肿块得到缩小，寿命有所延长，改善病人生存质量优于对照组，证实固金散结排毒法是治疗肺癌晚期的有效方法。

【来源】冯自铭，黄振文，吕建华．固金散结排毒方治疗肺癌晚期的临床研究．光明中医，2005，12（6）：47－48

🪷 天龙健肺汤

党参 20g　黄芪 20g　仙灵脾 12g　莪术 15g　郁金 15g　黄芩 12g
青天葵 10g

【用法】水煎服，每天 2 次，每日 1 剂。连服 6 个月，6 个月后隔 2 天服 1 剂。

【功效】益气健肺。

【适应证】**中晚期肺癌**（气血亏虚，痰瘀毒互结型）。

【临证加减】若血瘀热毒型加白花蛇舌草 30g，半边莲 20g，桃仁 15g，玄参 15g；气阴两虚型加海底椰 30g，石斛 15g，百合 15g，生地黄 15g；气虚痰湿型加法半夏 10g，茯苓 10g，盐蛇干 15g。

【疗效】临床将 66 例中晚期肺癌患者随机分为两组：治疗组 38 例，使用天龙健肺汤，对照组 28 例，使用西药对症治疗，并对两组患者从生活质量和临床症状改善，生存期延长等方面进行了比较。结果显示治疗组患者的生活质量，临床症状改善，生存期延长均较对照组为优。证实天龙健肺汤对中晚期肺癌患者有较好的治疗效果。

【来源】邱志楠，喻清和，潘素滢．天龙健肺汤治疗中晚期肺癌疗效分析．中医药学刊，2004，22（8）：1398－1418

🪷 扶正抗癌汤

生黄芪 30g　生白术 10g　生薏苡仁 30g　清半夏　杏仁各 10g　山慈菇 15g　炒黄芩 10g　七叶一枝花 15g　天龙 6g　白花蛇舌草　紫丹参各 30g　瓜蒌壳　茯苓　富锗紫灵芝各 15g　炙鸡内金 10g　炒山楂　炒神曲各 15g

【用法】水煎服，每天 2 次，每日 1 剂。3 个月为一疗程。

【功效】扶正补虚，解毒消肿。

【适应证】**晚期肺癌**（正虚毒瘀型）。

【临证加减】咳嗽痰多加桑白皮、鱼腥草、浙贝母等；咳痰带血加白及、三七、仙鹤草、藕节炭等；胸闷胸痛，加枳壳、郁金、元胡等；发热不退加丹皮、生石膏、紫草、水牛角粉等；胸腔积液加葶苈子、泽泻、车前子、猪苓等；阴虚加南北沙参、天花粉、天麦冬等；阳虚加巴戟天、肉苁蓉、补骨脂等。

【疗效】总有效率为 86.15%。

【来源】贺箫. 扶正抗癌汤治疗晚期肺癌 65 例. 辽宁中医杂志，2004，9（9）：757

🪷 祛瘀养肺汤

黄芪 30g　党参 30g　炒白术 30g　女贞子 12g　石斛 15g　薏苡仁 30g　补骨脂 15g　枸杞子 12g　山萸肉 12g　莪术 15g　全瓜蒌 12g　百部 12g　桔梗 10g　甘草 5g　桑白皮 10g

【用法】水煎服，每天 2 次，每日 1 剂。

【功效】益气健脾，滋阴补肾，化痰祛瘀，散结解毒。

【适应证】**肺癌**（正虚邪实型）。症见：干咳少痰，气短胸痛，心烦不眠，低热盗汗，口干便燥，咽干声哑，舌红，苔薄黄，脉细数。

【临证加减】疼痛加元胡 20g；发热加知母 15g，黄芩 15g；咳甚加川贝母 6g，杏仁 10g；咯血加三七粉 6g；胸水加葶苈子 15g，猪苓 30g。

【来源】张莉莉. 王希胜主任医师治疗肺癌经验介绍. 陕西中医学院学报，2010，33（4）：29－30

🪷 三草二仙汤

鱼腥草 30g　仙鹤草 30g　猫爪草 20g　山海螺 15g　仙茅 10g　仙

灵脾 10g　北沙参 10g　补骨脂 20g　黄精 15g

【用法】水煎服，每天 2 次，每日 1 剂。

【功效】扶正化痰，散结解毒。

【适应证】**肺癌（正气亏虚型）**。

【临证加减】疼痛加徐长卿 20g，元胡 20g；发热加知母 15g，黄芩 15g；咳甚加川贝母 6g，杏仁 10g；咯血加三七 6g，紫珠 20g；胸水加猪苓 10g，葶苈子 30g。

【疗效】临床以本方治疗 21 例随访统计，其中显效 14 例，有效 5 例，无效 2 例，总有效率 90%。生存 1 年以上 2 例，2 年以上 3 例，3 年以上 3 例，4 年以上 4 例，5 年以上 7 例。

【来源】周震．自拟三草二仙汤治疗中晚期肺癌．光明中医，2009，24（2）：336 - 337

🪷 滋水清肝饮

生地黄 20g　山萸肉 15g　茯苓 15g　当归 15g　山药 20g　丹皮

12g　泽泻 15g　白芍 12g　柴胡 15g　山栀 12g　炒枣仁 30g

【用法】每剂中药用冷水 300ml，浸泡 30 分钟，煎 25 分钟，取汁 100ml。再加水 200ml，煎 20 分钟，取汁 100ml，混合后口服，每次 100ml。每日 2 次，于两餐之间温服，连续治疗 28 天为一疗程。

【功效】滋养肝肾，化瘀解毒。

【适应证】**晚期肺癌（肝肾阴虚，瘀毒内结型）**。症见：咳嗽，咳血，胸痛，发热，胸闷气喘，神疲乏力，口干咽燥，自汗盗汗，消瘦，气短，耳鸣，腰膝酸软，眩晕健忘，口燥咽干，伴有舌红少苔或薄黄，脉弦细数。

【疗效】治疗组（69 例）KPS 评分，中医症状疗效评定、整体生活质量评价、肺癌特异性生活质量评价、体重评价、呼吸频率状况均优于对照组。

【来源】张霆，李永强，马胜林，等．滋水清肝饮对老年晚期非小细胞肺癌患者生活质量影响的临床研究．中国肺癌杂志，2007，10（4）：334 - 336

🪷 益气消水方

黄芪 20~30g　西洋参 15g（另炖）　茯苓皮 30g　生山药 30g　葶苈子 30~60g　炙桑白皮 15g　猪苓 30~40g　白术 12g　白茅根 30~60g　半边莲 30g　鬼针草 20~30g　龙葵 15g

【用法】水煎服，每天 2 次，每日 1 剂。长期服用。

【功效】补中益气，泻肺利水。

【适应证】**肺癌胸水（气虚水停型）**。症见：呼吸困难，咳嗽，胸痛，体重下降，咳血咳痰，神疲乏力，食欲不振等。

【临证加减】若肺气不足，见胸闷气短者，加瓜蒌、枳壳；动则喘促，加地龙、白果或冬虫夏草、五味子；若中气不足，脾失健运，纳谷不馨者，加陈皮、砂仁、薏苡仁；若肾阳不足，畏寒肢冷者，酌加桑寄生、仙茅、仙灵脾、狗脊、熟地、首乌等；若易出虚汗，加白芍、山茱萸、生龙牡、酸枣仁等；心慌合生脉散，加炒酸枣仁、炙远志或重用茯苓 40~60g；咳嗽，吐稀白痰者，加半夏、南星、苏子；吐黄稠痰，加黄芩、贝母、竹茹。

【来源】李华. 肺癌的难症之中华证治. 中国中医药报, 2006, (5)：15

🪷 逐水汤

猫人参 30g　葶苈子 30g　川椒目 15g　淫羊藿 15g　胡芦巴 15g　车前子（包）15g　生薏苡仁 30g　杏仁 10g　茯苓 10g　南沙参 15g　北沙参 15g　炒白术 10g

【用法】水煎服，每天 2 次，每日 1 剂。连续服用 15 天为 1 个疗程。

【功效】扶正祛邪，利水消肿。

【适应证】**肺癌胸水（阳虚水泛型）**。症见：咳嗽，呼吸困难，胸痛，体重下降，咳血咳痰，神疲乏力，面色㿠白，怕冷，食欲不振，苔白滑，脉沉虚数等。

【临证加减】咳嗽痰多，舌淡苔白者加半夏、陈皮、百部、紫菀、党参等；干咳无痰或痰少而黏，舌红苔少者加百合、天门冬、麦门冬等；咳声低怯，神疲乏力者加生黄芪、补骨脂等；痰中带血，胸痛，舌暗红或紫暗者加生地榆、白茅根、仙鹤草等。

【疗效】临床采用此方治疗肺癌胸腔积液 32 例，显效 5 例，有效 18 例，无效 9 例，总有效率为 71.86%。

显效：服用 1～2 个疗程，胸水消退，维持 1 个月以上。有效：服用 1～2 个疗程，胸水明显减少，维持 1 个月以上者。无效：服用 2 个疗程后胸水消退不明显，甚至加重者。

【来源】张子文. 自拟"逐水汤"治疗肺癌胸腔积液 32 例. 甘肃中医，2007，20（10）：17

甘草雪梨煲猪肺

甘草 10g 雪梨 2 个 猪肺约 250g

【用法】梨削皮切成块，猪肺洗净切成片，挤去泡沫，与甘草同放砂锅内。加冰糖少许，清水适量小火熬煮 3 小时后服用。每日 1 次。

【功效】润肺除痰。

【适应证】**肺癌咳嗽不止者**。

【来源】黄衍强，袁栋. 肺癌患者食疗有方. 大众卫生报，2004，12，08

五味子炖肉

五味子 50g 鸭肉或猪瘦肉适量

【用法】五味子与肉一起蒸食或炖食，并酌情加入调料。肉、药、汤俱服。

【功效】补肺益肾，止咳平喘。

【适应证】**肺癌（肾虚型）**。

【来源】黄衍强，袁栋. 肺癌患者食疗有方. 大众卫生报，2004，12，08

薏米赤豆粥

薏苡仁 100g 赤小豆 50g 大枣 20 枚 白糖适量

【用法】薏苡仁、赤小豆浸泡 5 小时，将赤小豆放入锅内，加水煮烂，下入薏苡仁，大枣，用慢水煮至米熟，放入白糖调匀，继用慢火煮至米烂成稀粥即可。每日数次随意服食，连服 10～15 天。

【功效】清热解毒，止血利湿。

【适应证】**肺癌咳嗽痰少，色黄难咯，胸痛痰血，心烦口渴，食欲不**

佳者。

【来源】黄衍强，袁栋. 肺癌患者食疗有方. 大众卫生报，2004，12，08

🌸 海参鸽蛋

熟鸽蛋 8 个　海参 100g　嫩苜蓿　食用油　黄酒　鲜汤　淀粉　味精　食盐各适量

【用法】海参发好后切成薄片。在锅内放油，油热后将海参倒入，加少许黄酒，鲜汤，用旺火烧 1 分钟后，再放入嫩苜蓿，炒匀，加味精，勾芡后加入鸽蛋煮沸即可。

【功效】益气解毒，宁心。

【适应证】**肺癌兼见心悸不宁者。**

【来源】黄衍强，袁栋. 肺癌患者食疗有方. 大众卫生报，2004，12，08

🌸 虫草炖老鸭

老鸭一只　冬虫夏草 10g　杏仁 10g　葱　姜少许　调料适量

【用法】冬虫夏草先用温水洗两遍，用少许水泡胀，捞出，杏仁用开水泡 15 分钟，去皮，鸭洗净。将杏仁、冬虫夏草、老鸭、葱、姜、料酒、盐，和泡虫草的水一块下入锅内，先用大火烧沸，小火煨至熟烂，后淋上香油即可。

【功效】补肺益肾，祛痰止咳。

【适应证】**肺癌见有咳嗽咳痰，自汗盗汗，腰膝酸软者。**

【来源】黄衍强，袁栋. 肺癌患者食疗有方. 大众卫生报，2004，12，08

🌸 冰糖杏仁糊

甜杏仁 15g　苦杏仁 3g　粳米 50g　冰糖适量

【用法】将甜杏仁和苦杏仁用清水泡软去皮，捣烂加粳米，清水及冰糖煮成稠粥，隔日 1 次。

【功效】润肺祛痰，止咳平喘，润肠。

【适应证】**肺癌兼咳嗽气喘，大便干结难出者。**

【来源】黄衍强，袁栋. 肺癌患者食疗有方. 大众卫生报，2004，12，08

燕窝银耳瘦肉粥

燕窝 5g　银耳 15g　猪瘦肉 60g　大米 60g

【用法】燕窝、银耳先浸泡洗净，猪瘦肉切碎。加适量清水，与米共煮成粥，调味服用。

【功效】滋阴润肺。

【适应证】肺癌之肺阴亏虚者。

【来源】黄衍强，袁栋. 肺癌患者食疗有方. 大众卫生报，2004，12，08

马蹄清肺饮

鲜荸荠（又称马蹄）250g　熟豆浆 250ml　鲜梨 50g

【用法】先将荸荠除去荠头，荠眼，与梨同削皮，洗净后切碎，放入搅汁机中打汁；另取熟豆浆加热后，与其拌和均匀即成。早晚 2 次空腹分服。

【功效】清热化痰，生津利咽，补虚润燥。

【适应证】中老年肺癌患者放疗、化疗后因痰热内盛，肺阴受损所致的咯痰黄稠，口干咽燥，鼻干口苦，大便干结等症尤为适宜。

【来源】蔡兴民. 肺癌可喝"马蹄清肺饮". 医药养生保健报，2006，12，04

冬瓜皮蚕豆汤

冬瓜皮 60g　冬瓜子 60g　蚕豆 60g

【用法】上述食物放入锅内加水 3 碗煎至 1 碗，再加入适当调料即成，去渣饮用。

【功效】除湿，利水，消肿。

【适应证】肺癌有胸水者。

【来源】专刊. 肺癌食疗方. 医药导报，2006，1，26